常见中草药
彩色图鉴

尤志勉　吴棣飞　韩安榜　主编

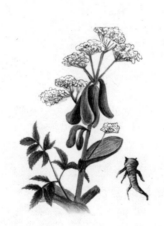

吉林科学技术出版社

图书在版编目（CIP）数据

常见中草药彩色图鉴/尤志勉，吴棣飞，韩安榜主
编 . —— 长春：吉林科学技术出版社，2024.3
　ISBN 978-7-5578-9026-1

　Ⅰ . ①常… Ⅱ . ①尤… ②吴… ③韩… Ⅲ . ①中草药
—图集 Ⅳ . ① R282.7-64

　中国版本图书馆 CIP 数据核字（2021）第 237570 号

CHANGJIAN ZHONGCAOYAO CAISE TUJIAN

常见中草药彩色图鉴

主　　编　尤志勉　吴棣飞　韩安榜
出 版 人　宛　霞
策划编辑　朱　萌
责任编辑　孟　盟
封面设计　冬　凡
幅面尺寸　170 mm × 240 mm
开　　本　16
印　　张　15
字　　数　325 千字
版　　次　2024 年 3 月第 1 版
印　　次　2024 年 3 月第 1 次印刷

出　　版　吉林科学技术出版社
发　　行　吉林科学技术出版社
地　　址　吉林省长春市福祉大路 5788 号出版大厦 A 座
邮　　编　130118
发行部电话／传真　0431-81629529　81629530　81629531
　　　　　　　　　　81629532　81629533　81629534
储运部电话　0431-86059116
编辑部电话　0431-81629518
印　　刷　三河市万龙印装有限公司

书　　号　ISBN 978-7-5578-9026-1
定　　价　45.00 元

前言

　　中国是中草药的发源地，目前中国约有 12000 种药用植物，是世界上最多的。中国古代从"神农尝百草"起就对中草药和中医药学开展探索、研究和总结，经过几千年的发展使中草药得到了广泛的认同与应用。

　　中药主要由植物药、动物药和矿物药等组成。其中，植物药主要指的是以植物的部分或全体入药，包括植物的根、茎、叶、花、果实、种子；动物药主要以动物经加工后入药；矿物药主要是天然的矿物。在中药中，植物药占大多数，所以中药也称中草药，记载药物的书籍称为"本草"。据考证，已知最早的本草著作为《神农本草经》。《神农本草经》分上、中、下三品共载药 365 种。东汉末年，著名医家张仲景编撰《伤寒杂病论》。到了南北朝，梁代陶弘景著有《本草经集注》。唐代是我国中医药发展的繁盛时期，不仅出现了世界上第一部由国家颁布的药典《新修本草》（《唐本草》），还有民间本草著作《海药本草》《本草拾遗》等，都对后世有很深的影响。

　　宋代《开宝本草》载药 983 种，《嘉祐本草》载药 1082 种。金元时期张元素著《珍珠囊》，创立了升降浮沉与药物归经等理论；李东垣著《脾胃论》，提出了"时、经、病、药"四禁的准则，即依季节、病位、病情、方药特性确定用药的宜忌。及至明代，《滇南本草》《本草蒙筌》《本草集要》等一系列个人编撰的本草著作都是中医药学的重要进步。清代赵学敏的《本草纲目拾遗》是对前人的总结和发展。此外，中药还经历了民国的一系列发展。

中华人民共和国成立以来，我国对中医药事业高度重视，先后制定了许多促进中药发展的措施。由此，我国中药的教育、科研事业迎来了空前的发展。

中医学理论体系形成于中国古代，受到中国古代的唯物论和辩证法思想的深刻影响。中医学非常重视人体本身的统一性、完整性及其与自然界的相互关系。《黄帝内经》中说："经脉者，所以能决死生，处百病，调虚实，不可不通。"说的就是经脉顺畅对人体健康的影响。而中草药于人体来说是最能进入内脏和经脉的，合理的使用和搭配能达到补益脏腑、调和气血、平衡阴阳的功效，不仅能够治病还能提高身体的免疫力，使身体机能进入一种良性循环的状态，最终形成不易生病的"体质"，这就是我们常说中医养生的目的。三国时期嵇康的《养生论》有言道："故神农曰：'上药养命，中药养性'者，诚知性命之理，因辅养以通也。"论述了中草药对于治病养生的必要性与相关性。元代李鹏飞的养生著作《三元延寿参赞书》主张："人元之寿，饮食有度者得之。"说明了饮食对于长寿的重要性。我国中医学向来推崇"药食同源"的理论。神农时代药与食不分，随着经验的积累，药食才开始分化。杨上善的《黄帝内经太素》道："空腹食之为食物，患者食之为药物。"进一步论证了"药食同源"的思想。

本书主要介绍的是生活中随处可见或常常用到的中草药，其中有些既是药物也是食物。本书旨在以最简便的方式普及中医药知识，提高大众防病养生的健康意识，倡导更为科学安全的养生方式。

另外，本书收录的中草药的植物学名（即拉丁名），原则上应由"属名＋种加词＋种命名人"三部分构成。为了提高阅读的质量，故在不影响交流和科学性的情况下，植物学名只记录了"属名＋种加词"。

目录

导读

第二章 解表篇

第三章 清热篇

第八章 祛风湿篇

第九章 芳香化湿篇

第十章 平肝息风篇

第十一章 温里篇

第十二章 收涩篇

第十七章 化痰止咳平喘篇

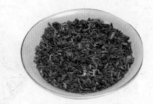

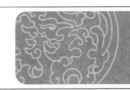

导读

怎样使用本书

药物介绍
别名、来源、产地、性味。

药品名称
汇集203种
中草药材。

应用详解
选购秘诀、储藏
方法、用量用法、
药用价值。

枸杞子

〖**别名**〗杞子、枸杞果。
〖**来源**〗茄科植物宁夏枸杞 *Lycium barbarum* 的干燥成熟果实。
〖**产地**〗主产于河北，其余分布于甘肃、宁夏、新疆、内蒙古、青海等地。
〖**性味**〗性平，味甘。

〖**选购秘诀**〗以粒大、肉厚、种子少、色红、质柔软者为佳。
〖**储藏方法**〗置于阴凉干燥处，防闷热、防潮、防蛀。
〖**用法用量**〗枸杞子多为内服，如煎煮或入药汤服用，一般用量6～12克，也可泡茶饮用，或将蒸熟的枸杞子直接嚼食。
〖**药用价值**〗枸杞子有降低血压、降低胆固醇和防止动脉硬化形成的作用，并能保护肝细胞的新生，改善肝功能，对于慢性肝炎、中心性视网膜炎、结核、糖尿病、神经衰弱等症均有很好的防治作用。枸杞子能提高巨噬细胞吞噬率及T淋巴细胞转化率，具有调节免疫功能的作用，多用于老年疾病和虚损型疾病。

特别提示
外邪实热、脾虚有湿及泄泻者忌服。

▷▷ 功效主治 ◁◁
滋补肝肾，益精明目。用于虚劳精亏，腰膝酸痛，眩晕耳鸣，阳痿遗精，内热消渴，血虚萎黄，目昏不明。

▷▷ 主要成分 ◁◁
枸杞子含有大量的胡萝卜素，多种维生素、β-谷甾醇、蛋白质、烟酸、酸浆红素以及铁、钙、磷、镁、锌等。果皮含酸浆果红素。

▷▷ 性状特征 ◁◁
本品呈类纺锤形或椭圆形。表面红色或暗红色，顶端有小突起状的花柱痕，基部有白色的果梗痕。果皮柔韧，皱缩；果肉肉质，柔润。气微，味甜。

性状详解
功效主治、主要
成分、性状特征。

特别提示
及时补充相关
知识。

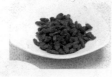

▷▷ 本草语录 ◁◁
治五内邪气，热中，消渴，周痹。久服坚筋骨，轻身，不老。

本草语录
收录中医古籍对该药的论述。

本书的五大特色

1. 汇集203种中草药材

本书收录了203种常用中草药材，种类齐全，叙述详细，快速掌握各种草药的特性与功效。

2. 细说多种实用中药知识

具体到每一种中草药的挑选、购买、清洗、用量、禁忌、保存等多种实用细节，阐述细致易懂。

3.收录多种中医常用词汇

介绍详细，答疑解难，是家庭自诊的参考书。

4.图片均实物拍摄

全书药材图片均为实物拍摄，便于观察甄别，品味中医草药之美，增强阅读趣味性。

5.版面清晰、美观

全彩印刷图鉴，制作精良，排版清晰、大方，是一部值得珍藏的好书。

养生"四时"

顺时养生，是中医学养生理论中最根本、最重要的理论。

春天，从立春之日起，到立夏之日止。春天，人体之阳气顺应自然，向上向外升发。春季要保养阳气，耗伤阳气及阻碍阳气的情况皆应避免。

夏天，从立夏之日起，到立秋之日止。夏季气候炎热而生机旺盛，人体阳气外发，伏阴在内，气血运行亦旺盛，活跃于机体表面。盛夏防暑邪，防湿邪，不应过分贪凉，以免伤害体内的阳气。

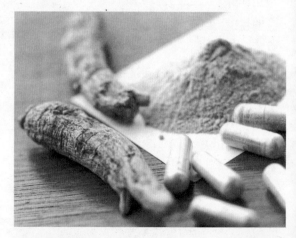

秋天，从立秋之日起，到立冬之日止。以中秋（农历八月十五日）作为气候转化的分界。秋季的气候由热转寒，是"阳消阴长"的过渡阶段。人体的生理活动从"夏长"到"秋收"。秋季养生要"收养"，保养体内的阴气。

冬天，从立冬日始，到立春日止。冬天是自然界万物闭藏的季节，人体的阳气也要潜藏于内，冬季要敛阴护阳。

何为"经络"

"经"是路径的意思，存在于机体内部，贯穿上下，沟通内外。"络"是"经"分出的辅路，存在于机体的表面，遍布全身。人体经络主要有：十二经脉、十二经别、奇经八脉、十五络脉、十二经筋、十二皮部等。

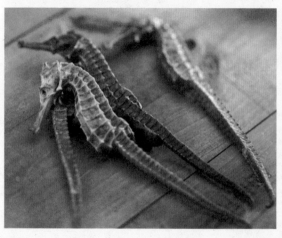

其中属于经脉方面的，以十二经脉为主，属于络脉方面的，以十五络脉为主。它们纵横交贯，遍布全身，使人体内外、脏腑、肢节成为一个有机的整体。

"扶正"与"祛邪"

扶正

扶正就是用培补正气的治疗方法治愈疾病。一般使用扶助正气的药物，并配合适当的营养支持和功能锻炼，以增强体质，提高机体的免疫力，驱逐邪气，恢复健康。

祛邪

祛邪是以消除病邪的治疗方法来治愈疾病。一般使用驱除邪气的药物，达到祛除病邪、恢复健康的目的。所谓"实者泻之"就是这一原则的具体应用。

邪正的盛衰变化，对于疾病的发生、发展及转归有重要的影响。疾病的发生与发展是正气与邪气斗争的过程。正气充沛，则人体有抗病能力，疾病就会减少或不发生；若正气不足，疾病就易发生。治疗的关键就是要改变正邪双方力量的对比，扶助正气，祛除邪气，使疾病向治愈转化。

"阴阳""五行"说

《黄帝内经》说："阴阳者，天地之道也，万物之纲纪，变化之父母，生杀之本始，神明之府也，治病必求于本。"以中医理论来解释，"治病必求于本"中这个"本"，就是"阴阳"二字。中医认为，人的正常生理活动，都是人体内的"阳气"和"阴精"相协调的结果，如果阴偏盛、偏衰或者阳偏盛、偏衰，发生阴阳失调的情况，人就会得病。中医正确诊断的基础，是首先要分清阴阳。

中医"五行"是传统的五行学说在中医方面的运用。五行指的是金、木、水、火、土五种物质的运动，它是用来阐释事物之间相互关系的抽象概念，并非仅指五种具体物

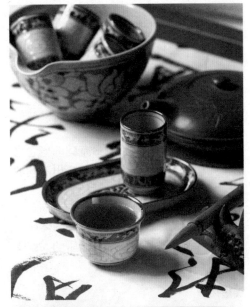

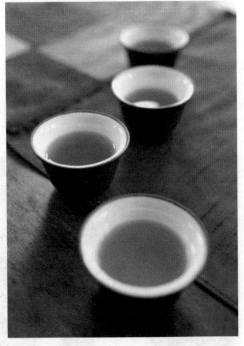

质本身。具有生长、升发等作用或性质的事物属于木，具有温热、升腾等作用的属于火，具有承载、生化、受纳等作用的属于土，具有清洁、收敛等作用的属于金，具有寒凉、滋润、向下运行作用的属于水。中医以五行的特性来分析机体的脏腑、经络及其生理功能的相互关系，具有指导临床的意义。

中医"体质"说

"体质"是中医理论最基础的概念之一。根据中医基本理论，结合临床实践，总结出了九种体质，不同的体质反映出不同的用药宜忌和药物的耐受性。

平和质

平和质是一种阴阳气血调和的体质。这种体质的人，一般体态适中，面色红润，肠胃功能好，不易疲劳。平和体质的人耐受寒热，睡眠良好，较少生病，生病后恢复能力较强，容易长寿。

气虚质

气虚质是一种元气不足的体质。这种体质的人，一般肌肉松软不实，气短懒言，自汗，容易疲乏。气虚体质的人不耐受风、寒、暑、湿邪，脉弱，易患感冒、内脏下垂等病，病后恢复缓慢。

阳虚质

阳虚质是一种阳气不足的体质。这种体质的人，一般畏寒怕冷，四肢冰凉，精神不振。阳虚体质的人耐夏不耐冬，脉沉迟，易患痰饮、肿胀、泄泻，易感风、寒、湿邪。

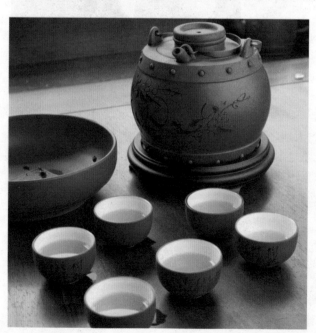

阴虚质

阴虚质是一种阴液亏少的体质。这种体质的人，一般体形偏瘦，手足心热，口燥咽干，喜冷饮。阴虚体质的人耐冬不耐夏，脉细数，易患虚劳、失精、失眠等病。

痰湿质

痰湿质是一种痰湿凝聚的体质。这种体质的人，一般体形肥胖，面部皮肤油脂较多，汗多且黏，痰多，苔腻。痰湿体质的人对梅雨季节及湿重环境适应能力差，脉滑，易患糖尿病、中风、胸痹等病。

湿热质

湿热质是一种湿热内蕴的体质。这种体质的人，一般形体中等或偏瘦，面垢油光，易生痤疮，口苦口干，身重困倦。湿热体质的人对湿热气候较难适应，脉滑数，易患黄疸、热淋、疮疖等病。

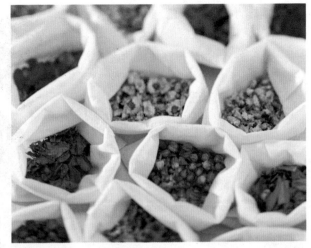

血瘀质

血瘀质是一种血气运行不畅的体质。这种体质的人，一般肤色晦暗，口唇黯淡，容易出现瘀斑。血瘀体质的人不耐受寒邪，脉涩，易患症瘕及痛证、血证等。

气郁质

气郁质是一种气机郁滞的体质。这种体质的人，一般体瘦，忧郁脆弱。气郁体质的人对精神刺激和阴雨天气适应能力较差，脉弦，易患梅核气、脏躁及郁证等。

特禀质

特禀质是一种先天失常的体质。这种体质的人，一般有生理缺陷，或有过敏反应。特禀体质的人适应能力差。有生理缺陷表现为患遗传性疾病等，过敏反应表现为对易致过敏季节适应能力差，易引发哮喘、荨麻疹、花粉症，或对某些药物过敏。

中医常用词汇速查

气滞：指体内气的运行不畅，于某一部位产生阻滞。

气逆：指气上逆而不顺。

血瘀：血液运行不畅或瘀滞不通的病理状态。

疖：指皮肤上红、肿、热、痛、根浅的小结节，由于内蕴热毒，或外触暑热之邪而发。是毛囊和毛囊周围组织的急性发脓性炎症。

暑疖：指发生于暑天的小疖肿。多由痱子搔抓后感染而成。又称"痱毒"或"热毒"。

鼻渊：相当于鼻窦炎。其发生与外感风寒、胆腑郁热、脾胃湿热等因素有关，主要症状为鼻塞，经常流带恶臭味的脓浊鼻涕，并可出现头晕、目眩等症。

鼻衄：鼻窍出血。

血淋：由邪热壅结于下、湿热蕴结所致的一种小便涩痛有血的淋证。

劳淋：小便淋漓不已，时作时止，涩痛不甚，遇劳则发。

表证：外感病邪（风寒或风热之邪）一般先侵袭人的体表和呼吸道而出现的证候，称为"表证"。

肺痈：肺部发生痈疡而咯吐脓血的病症。

恶阻：妊娠早期出现轻微恶心，有时呕吐，是常有的反应，无需治疗，不久可逐渐消失。若恶心呕吐严重，择食或食入即吐，甚则呕吐胆汁或血性物者。

乳痈：发于乳房部的痈，统称乳痈，即急性乳腺炎，多见于妇女产后。

疔痈：指生于足背两旁的痈疡，形小如枣粟。

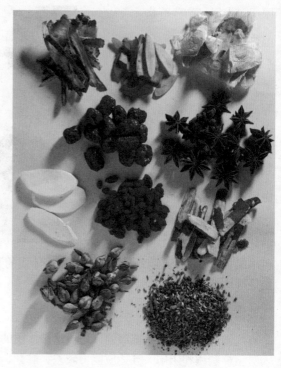

喉疔：疮生于喉头两旁，根深，形如靴钉。初起有恶寒、发热、头痛等症状，局部痒麻。

黄疸：具三大主症，身黄、目黄、小便黄。由感受时邪，湿热、寒湿内阻中焦，迫使胆汁不循常道所致。

结胸：指邪气结于胸中的病症。主要症状有两类，一类为胸胁部有触痛，颈项强硬，发热有汗，脉寸浮关沉等；一类为从心窝到少腹硬满而痛，拒按，大便秘结，口舌干燥而渴，午后稍有潮热，脉沉结等。

恶露：指产妇分娩后，胞宫内遗留的余血和浊液。

痹证：有闭阻不通之意。通常多指风、寒、湿三种邪气侵犯肌表经络和骨节，发生关节或肌肉疼痛肿大和重着等一类疾患。

瘰疬：主要指颈部淋巴结结核。

症瘕：指腹腔内痞块。一般以隐见腹内，按之形证可验，坚硬不移，痛有定处者为症；聚散无常，推之游移不定，痛无定处者为瘕。

疥疮：因风湿热邪郁于皮肤，接触传染。呈针头大小的丘疹和水泡，痒甚。

夭疽、锐毒：痈疽生于颈项耳后乳突后的部位，左名"夭疽"，右名"锐毒"。由胆经郁火凝结所致。

脱疽：又名脱骨疽，脱痈。多发于足趾，溃久则趾自落。包括血栓闭塞性脉管炎和闭塞性动脉粥样硬化。

脱肛：直肠或直肠黏膜脱出肛外的一种病症。常见于体虚的小儿和老年人。

补益类的药指的是用于治疗虚证的药物。虚证分为气虚、血虚、阳虚、阴虚四类，因此补益药也大致分为四类：补气类、养血类、助阳类、滋阴类。

一、补气类

主要用于治疗气虚证。"气"是指人体各系统器官的生理功能。"气虚"主要指肺气虚和脾气虚。肺气虚表现为气短、声音低微、自汗等。脾气虚表现为倦怠、四肢乏力、食欲不振、脘腹胀满、大便溏泄等。

二、养血类

主要用于治疗血虚证。血虚证主要指心血虚和肝血虚。心血虚表现为心悸失眠、口唇淡白、脉细弱等。肝血虚常见神疲气短、面色萎黄、眩晕耳鸣、视物昏花、妇女经闭等。

三、助阳类

主要用于治疗阳虚证。阳虚证主要指心阳虚、脾阳虚、肾阳虚。心阳虚表现为心悸、胸痹、恶寒肢冷、脉象沉弱。脾阳虚主要表现为脾胃虚寒。肾阳虚则表现为腰膝酸痛、阳痿早泄、宫冷不孕、遗尿尿频等。

四、滋阴类

主要用于治疗阴虚证。阴虚证主要指肺阴虚、胃阴虚、肝阴虚、肾阴虚。阴虚主要表现为干咳音哑，皮肤干燥、食欲不振、视力减退、夜盲、肢体麻木、眩晕、舌质红、睡眠不安等症。

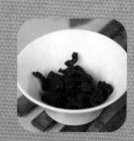

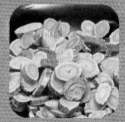

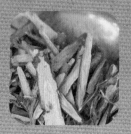

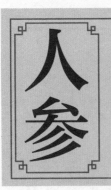

【别名】棒槌、山参、园参、神草、地精。

【来源】五加科植物人参 *Panax ginseng* 的干燥根及根茎。

【产地】黑龙江、吉林、辽宁和河北北部。

【性味】性微温，味甘、微苦。

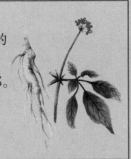

功效主治

大补元气，复脉固脱，补脾益肺，生津养血，安神益智。用于体虚欲脱，肢冷脉微，脾虚食少，肺虚喘咳，津伤口渴，内热消渴，气血亏虚，久病虚羸，惊悸失眠，阳痿宫冷。

主要成分

含人参皂苷、挥发性成分、葡萄糖等。

性状特征

主根呈纺锤形或圆柱形，长3～15厘米，直径1～2厘米。表面灰黄色，上部或全体有疏浅断续的粗横纹及明显的纵皱。生长多数细长的须根，须根上常有不明显的细小疣状突起。顶端根茎多拘挛而弯曲，具不定根和稀疏的凹窝状茎痕。香气特异，味微苦、甘。

本草语录

主补五脏，安精神，定魂魄，止惊悸，除邪气，明目，开心益智。

【选购秘诀】以个头较大、芦长、主根比较粗壮、下段分叉少而根短者为佳。

【贮藏方法】置于阴凉干燥处密封保存，防蛀、防霉。

【用法用量】3～9克，另煎兑入汤剂服用。也可研粉吞服，每次2克，每日2次。治疗虚脱可用15～30克。

【药用价值】人参皂苷和人参多糖能改善胃癌、肺癌的自觉症状。人参皂苷可以促进磷酸合成，提高脂蛋白酶活性，增强心肌对缺氧的耐受能力，同时也能明显抑制脑和肝中过氧化脂质形成，减少大脑皮层、肝和心肌中脂褐素及血清过氧化脂质的含量，提高免疫力，延年益寿。还可配伍黄芪、生地黄、天花粉治疗消渴证。

特别提示

不能与藜芦、五灵脂制品同服，服药期间不宜同吃萝卜或喝浓茶。

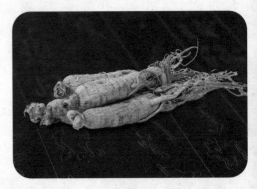

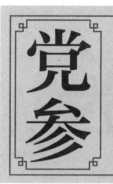

党参

【别名】狮头参、东党参、汶元参。

【来源】桔梗科植物党参 Codonopsis pilosula、素花党参 C. pilosula modesta 或川党参 C. tangshen 的干燥根。

【产地】西党参主产于陕西、甘肃，东党参主产于东北等地，潞党参主产于山西。

【性味】性平，味甘。

【选购秘诀】以条粗壮、质柔润、气味浓、嚼之无渣者为佳。

【贮藏方法】置于通风干燥处，防蛀。

【用法用量】9～30克。

【药用价值】党参有保护神经、抗肿瘤、抗氧化、抗炎、抗应激、保肝等作用。其提取物具有保护神经细胞、提高学习记忆能力以及减轻阿尔兹海默病（AD）症状等神经系统作用；总皂苷能降低高脂血症大鼠血清总胆固醇、三酰甘油、低密度脂蛋白胆固醇含量，提高 NO 和高密度脂蛋白胆固醇含量，具有调节血脂的作用；多糖能增加胃黏膜、胃壁厚度，促进肠绒毛生长，推动肠蠕动，提高消化能力，调节结肠炎小鼠肠道菌群，其中中性多糖能显著改善 INS-1 细胞的胰岛素分泌，降低 2 型糖尿病小鼠血糖浓度。

特别提示

不宜与藜芦同用；气滞和火盛者慎用，有实邪者忌服。

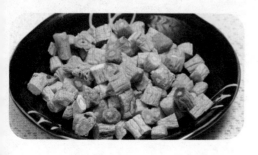

功效主治

健脾益肺，养血生津。用于脾肺气虚，食少倦怠，咳嗽虚喘，气血不足，面色萎黄，心悸气短，津伤口渴，内热消渴。

主要成分

含有三萜类化合物、生物碱、多糖、挥发油、氨基酸，以及人体所需的微量元素等。

性状特征

党参呈长圆柱形，稍弯曲，表面灰黄色、黄棕色至灰棕色，根头部有多数疣状突起的茎痕及芽；根头下有致密的环状横纹，栽培品环状横纹少或无；全体有纵皱纹和散在的横长皮孔样突起，支根断落处常有黑褐色胶状物。质稍柔软或稍硬而略带韧性，有裂隙或放射状纹理，皮部淡棕黄色至黄棕色，木部淡黄色至黄色。有特殊香气，味微甜。

本草语录

入手、足太阴经气分。

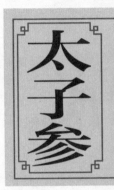

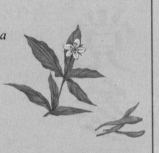

【别名】孩儿参、童参。

【来源】石竹科孩儿参 *Pseudostellaria heterophylla* 的干燥块根。

【产地】主产于江苏、山东等地。

【性味】性平，味甘、微苦。

功效主治

益气健脾，生津润肺。用于脾虚体倦，食欲不振，病后虚弱，气阴不足，自汗口渴，肺燥干咳。

主要成分

根含皂苷果糖、淀粉、皂苷、多种氨基酸（与人参相似）及微量元素。

性状特征

药材呈细长纺锤形或细长条形，长 3～10 厘米，直径 0.2～0.6 厘米。表面灰黄色至黄棕色，较光滑，凹陷处有须根痕，顶端有茎痕。质硬而脆，断面较平坦，周边淡黄棕色，中心淡黄白色，角质样。

【选购秘诀】以肥润、黄白色、无须根者为佳。

【贮藏方法】置通风干燥处，防潮，防蛀。

【用法用量】煎服，9～30 克。

【药用价值】太子参具有显著抗衰老、抗脂质氧化作用，能提高机体抗氧化系统功能，显著提高对氧自由基清除能力。临床上常配伍山药、石斛等同用，治疗脾气虚弱、胃阴不足的食少倦怠；配伍北沙参、麦冬等，治疗气虚肺燥的咳嗽。但补脾气之力不及党参，生津之力不及西洋参。

特别提示

习惯上不与藜芦同用。

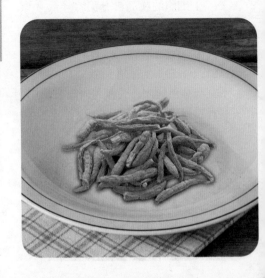

本草语录

治气虚肺燥，补脾土，消水肿，化痰止渴。

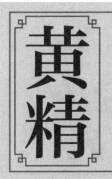

黄精

【别名】鸡头参、玉竹黄精。

【来源】百合科植物滇黄精 *Polygonatum kingianum*、黄精 *P.sibiricum* 或多花黄精 *P. cyrtonema* 的干燥根茎。按形状不同，习称"大黄精""鸡头黄精""姜形黄精"。

【产地】主产于贵州、湖南、湖北、四川、安徽等地。

【性味】性平，味甘。

【选购秘诀】以块大、肥润、色黄、断面透明的为佳，味苦的不能入药用。

【贮藏方法】置通风干燥处，防霉，防蛀。

【用法用量】煎服，9 ~ 15 克。

【药用价值】现代研究表明黄精具有抗糖尿病、抗阿尔兹海默症、保护心脏、抗脂肪肝、保护肾脏、保护骨骼等药理作用。临床上与枸杞同用可治肾虚精亏；与生地黄、麦冬、天花粉同用可治疗消渴；与生地黄、天冬、百部等同用治疗老嗽久咳；与石斛、麦冬、山药等同用治疗脾胃阴虚的口干食少，饮食无味等症。

特别提示

虚寒泄泻、痰湿、痞满、气滞者忌服。

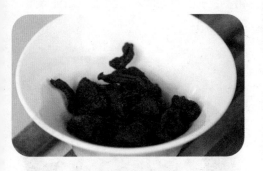

本草语录

补中益气，除风湿，安五脏。久服轻身延年不饥。

功效主治

补气养阴，健脾，润肺，益肾。用于脾胃虚弱，体倦乏力，口干食少，肺虚燥咳，精血不足，内热消渴。

主要成分

主含有多糖、皂苷、黄酮等。

性状特征

大黄精 呈肥厚肉质的结节块状，结节长可达 10 厘米以上。表面淡黄色至黄棕色，具环节，有皱纹及须根痕，结节上侧茎痕呈圆盘状，圆周凹入，中部突出。质硬而韧，不易折断，断面角质，淡黄色至黄棕色。气微，味甜，嚼之有黏性。

鸡头黄精 呈结节状弯柱形。结节长 2 ~ 4 厘米，略呈圆锥形，常有分枝。表面黄白色或灰黄色，半透明，有纵皱纹，茎痕圆形，直径 5 ~ 8 毫米。

姜形黄精 呈长条结节块状，长短不等，常数个块状结节相连。表面灰黄色或黄褐色，粗糙，结节上侧有突出的圆盘状茎痕，直径 0.8 ~ 1.5 厘米。

味苦者不可药用。

黄芪

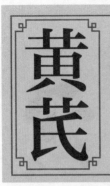

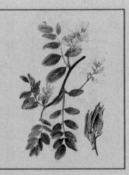

【别名】北芪、绵芪、西黄芪。

【来源】豆科植物膜荚黄芪 Astragalus membranaceus、蒙古黄芪 A. membranaceus var.mongholicus 的干燥根。

【产地】主产于内蒙古、山西、甘肃、黑龙江等地，现广为栽培。

【性味】性微温，味甘。

▌功效主治▌

补气升阳，固表止汗，利水消肿，生津养血，行滞通痹，托毒排脓，敛疮生肌。用于气虚乏力，食少便溏，中气下陷，久泻脱肛，血虚萎黄，半身不遂，痹痛麻木，痈疽难溃，久溃不敛。

▌主要成分▌

含有黄酮类成分、黄芪皂苷、大豆皂苷、黄芪多糖、甜菜碱、胆碱、硒等。

▌性状特征▌

根圆柱形，有的有分枝，上端较粗，略扭曲。表面淡棕黄色至淡棕褐色，有不规则纵皱纹及横长皮孔，栓皮易剥落，质坚韧。气微，味微甜，嚼之有豆腥味。

【选购秘诀】以条粗长、皱纹少、质坚而绵、断面黄白色、粉性足、味甜者为佳。

【贮藏方法】置于通风干燥处。

【用法用量】煎服，9～30克。

【药用价值】黄芪能增强网状内皮系统的吞噬功能，使血白细胞及多核白细胞数量显著增加，使巨噬细胞吞噬百分率及吞噬指数显著上升，对体液免疫、细胞免疫均有促进作用。黄芪具有增强病毒诱生干扰素的能力。对于促进机体代谢、改善心脏功能、降压、调节血糖、抗菌以及抑制病毒等有显著作用。

特别提示

高血压、面部感染等患者应慎用，消化不良、上腹胀满和有实证、阳证等情况的不宜用。

本草语录

主痈疽久败疮，排脓止痛，大风癞疾，五痔鼠瘘，补虚，小儿百病。

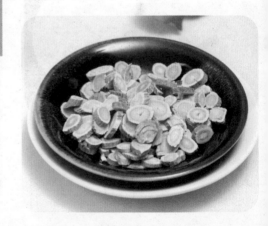

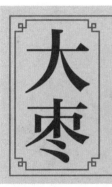

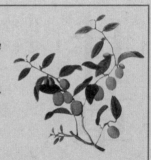

大枣

【别名】干枣、红枣。

【来源】鼠李科植物枣 *Ziziphus jujuba* 的成熟果实。

【产地】主要产于河北、河南、山东、陕西、山西等地。

【性味】性温，味甘。

【选购秘诀】以光滑、油润、肉厚、味甜、无霉蛀者为佳。

【贮藏方法】用木箱或麻袋装，置于干燥处，防蛀、防霉、防鼠咬。

【用法用量】生食或煎服，6～15克。

【药用价值】大枣中富含钙和铁，以及维生素C，能防治骨质疏松和贫血，提高人体免疫力，抑制癌细胞，降低血清胆固醇，保护肝脏，预防胆结石。大枣中所含的芦丁，是一种使血管软化、降低血压的物质。此外，大枣还具有抗过敏、除腥臭怪味、安心宁神、益智健脑、增强食欲的作用。

特别提示

有龋齿疼痛、腹部胀满、便秘、消化不良、咳嗽、糖尿病等问题的患者不宜常用。

功效主治

补中益气，养血安神。用于脾虚食少，乏力便溏，妇人脏燥。

主要成分

含光千金藤碱、大枣皂苷、胡萝卜素、维生素C等。

性状特征

果实略呈卵形，表面暗红色，略带光泽，有不规则皱纹。质柔软，果肉油润而有光泽，富有黏性。果核纺锤形。气微香，味甚甘甜。

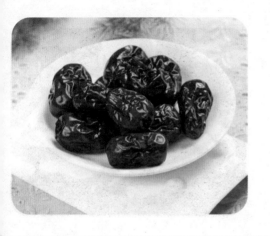

本草语录

味甘，平，治心腹邪气，安中养脾，助十二经，平胃气，通九窍，补少气，少津液，身中不足，大惊，四肢重，和百药。久服轻身，长年。

甘草

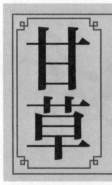

【别名】蜜甘、甜草。

【来源】豆科植物甘草 *Glycyrrhiza uralensis*、胀果甘草 *G.inflata* 或光果甘草 *G.glabra* 的干燥根及根茎。

【产地】主产于内蒙古、甘肃、新疆，以内蒙伊盟的杭旗一带、巴盟的橙口及甘肃、宁夏的阿拉善旗一带所产品质量为佳。

【性味】性平，味甘。

◤ 功效主治 ◥

补脾益气、清热解毒、祛痰止咳、缓急止痛、调和诸药。用于脾胃虚弱、倦怠乏力、心悸气短、咳嗽痰多、脘腹胀痛和四肢挛急疼痛、痈肿疮毒，还可缓解药物之毒性、烈性。

◤ 主要成分 ◥

甘草根及根茎含甘草甜素，为甘草酸的钾、钙盐。尚含甘草苷、甘草苷元、异甘草苷、异甘草元、新甘草苷、新异甘草苷等。

◤ 性状特征 ◥

药材呈圆柱形，带皮的为红棕色、棕色或灰棕色，具显著的沟纹。质坚而重，微具特别的香气。

【选购秘诀】以外皮细紧、色红棕、质坚实，断面黄白色、粉性足、味甜者为佳。

【贮藏方法】置于通风干燥处保存。

【用法用量】煎服，1.5～9克

【药用价值】甘草能使肾上腺中维生素C含量下降，具有兴奋垂体上腺皮质功能的作用。同时甘草酸对糖皮质激素有离解作用。甘草煎剂、甘草浸膏、异甘草素等黄酮类成分可降低肠管紧张度，对氯化钡、组胺引起的肠痉挛，解痉挛作用更明显。甘草次酸和总黄酮能抑制胃酸分泌，促进溃疡的愈合。

特 别提示

湿热中满、呕吐、水肿及有高血压的患者忌服。不宜与海藻、京大戟、红大戟、甘遂、芫花同用。

本草语录

治五脏六腑寒热邪气。坚筋骨，长肌肉。倍气力，金创，尰，解毒。久服轻身，延年。

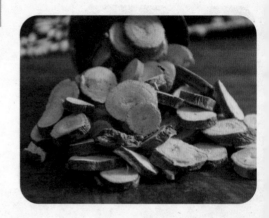

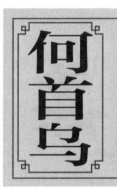

何首乌

【别名】首乌。

【来源】蓼科植物何首乌 Polygonum multiflorum 的干燥块根。

【产地】主产于河南、湖北、广西、广东、贵州、四川、江苏等地。

【性味】性微温，味苦、甘、涩。

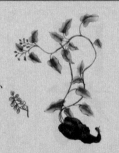

【选购秘诀】以个大、体重、质坚实、断面显云锦花纹、显粉性者为佳。

【贮藏方法】置干燥处、防蛀。

【用法用量】生首乌用量：3～6克；制何首乌用量：6～12克。

【药用价值】生何首乌经炮制成为制何首乌，具有补益作用，常配熟地黄、当归等治疗血虚萎黄、失眠健忘等。治肝肾精血亏虚，常与当归、枸杞子等同用，如七宝美髯丹。高血压、高脂血症见肝肾精血不足证者，可用首乌延寿丹。生何首乌多用于截疟、解毒、润肠等。

特别提示

大便溏泄及有湿痰者不宜。何首乌忌与葱、蒜、萝卜同食。此外，何首乌并非名贵药材，在一般药店均可买到，何首乌极少有人形，且"人形何首乌"并无特别药用价值。

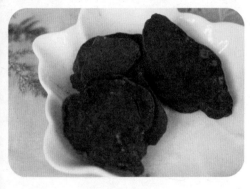

功效主治

生何首乌可解毒，消痈，截疟，润肠通便。用于疮痈，瘰疬，风疹瘙痒，久疟体虚，肠燥便秘。

主要成分

块根含卵磷脂约3.7%、蒽醌类化合物约1.1%，主要为大黄酚和大黄素，其次为大黄酸，少量的大黄素甲醚和大黄酚蒽酮等。

性状特征

生何首乌药材呈团块状或不规则纺锤形。表面红棕色或红褐色，皱缩不平，有浅沟，并有横长皮孔样突起和细根痕。体重，质坚实，不易折断，断面浅黄棕色或浅红棕色，显粉性，皮部有4～11个类圆形异型维管束环列，形成云锦状花纹，中央木部较大，有的呈木心。气微，味微苦而甘涩。

主瘰疬，消痈肿，疗头面风疮，治五痔，止心痛，益血气，黑髭发，悦颜色。

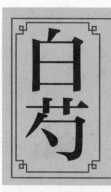

白芍

【别名】金芍药。

【来源】毛茛科植物芍药 *Paeonia lactiflora* 的干燥根。

【产地】主产于四川和浙江。浙江产习称为"杭白芍"，为浙江"浙八味"之一。

【性味】性微寒，味苦、酸。

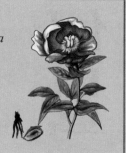

功效主治

养血调经，敛阴止汗，柔肝止痛，平抑肝阳。用于血虚萎黄，月经不调，自汗，盗汗，胁痛，腹痛，四肢挛痛，头痛眩晕。

主要成分

根含芍药苷、牡丹酚、芍药花苷、苯甲酸、挥发油、脂肪油、树脂、鞣质、糖、黏液质、蛋白质、β-谷甾醇和三萜类。花含黄芪苷、山柰酚 3，7-二葡萄糖苷，多量没食子鞣质。

性状特征

呈圆柱形，平直或稍弯曲，两端平截，长 5～18 厘米，直径 1～2.5 厘米。表面类白色或淡棕红色，光洁或有纵皱纹及细根痕，偶有残存的棕褐色外皮。质坚实，不易折断，断面较平坦，类白色或略带棕红色，形成层环明显，射线放射状。气微，味微苦、酸。

【选购秘诀】以根粗长、匀直、质坚实、粉性足、表面洁净者为佳。在各地产品中，杭白芍因生长期长、加工细致而为白芍中的上品。

【贮藏方法】置干燥处，防蛀。

【用法用量】白芍多为内服，煎煮成药汤服用，一般用量在 6～15 克，大剂量可用到 30 克。

【药用价值】白芍中所含的白芍总苷具有抗炎和调节免疫功能等药理作用，临床上用于类风湿性关节炎及老年病的治疗，效果较好。白芍总苷作为一种免疫调节剂，具有浓度和功能依赖性双向调节作用的特征。此外，白芍总苷具有抗氧化、镇痛、抗惊厥等药理作用。

特别提示

虚寒、腹痛、泄泻者慎服。因白芍微寒，故妇女产后慎用，此外，不能与藜芦同用。

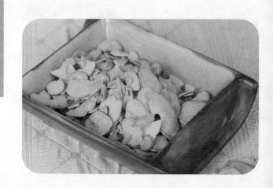

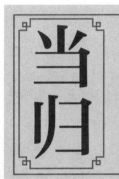

当归

【别名】干归、岷当归。

【来源】伞形科植物当归 *Angelica sinensis* 的干燥根。

【产地】主产于甘肃、四川、云南、陕西、贵州、湖北等地。

【性味】性温，味甘、辛。

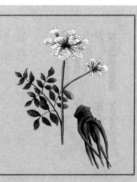

【选购秘诀】以主根大、身长、支根少、断面黄白色、气味浓厚者为佳。柴性大、干枯无油或断面呈绿褐色者不可供药用。

【贮藏方法】置阴凉干燥处、防潮、防蛀。

【用法用量】内服，煎煮成药汤服用，常用量6～12克。

【药用价值】主要有抗炎、促进造血功能、抗肿瘤、保肝护肾、增强免疫功能、调节心脑血管、子宫平滑肌和平喘等药理作用。当归主要通过抑制人体造血细胞的衰老和促进造血细胞的生成和增殖分化影响人体造血功能，临床上与熟地黄、芍药、川芎同用，如四物汤可治血虚症；配伍香附、桃仁、红花等可治月经不调、经闭、痛经等症。配伍火麻仁、肉苁蓉等可以治疗便秘。

特别提示

湿阻中满、大便溏泄者慎服。

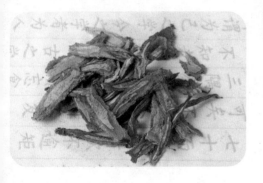

功效主治

补血活血，调经止痛，润肠通便。用于血虚萎黄，眩晕心悸，月经不调，经闭痛经，虚寒腹痛，风湿痹痛，跌扑损伤，痈疽疮疡，肠燥便秘。

主要成分

含挥发油、多糖类、有机酸、氨基酸和黄酮类等。

性状特征

干燥根分三部：根头部归头，主根归身，支根及支根梢部归尾。全长10～25厘米，身长3～10厘米。外表灰棕色或棕褐色，全体具纵皱纹，归头顶端圆平，归身略呈圆柱形，其下生有归尾，归尾上粗下细，多扭曲，表面有小疙瘩状的须根痕迹。质多柔韧，有浓郁的香气，味甘、辛、微苦。

本草语录

治咳逆上气，温疟，寒热洒洒在皮肤中。妇人漏下，绝子。诸恶疮疡，金疮。

阿胶

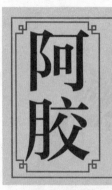

【别名】驴皮胶。

【来源】马科动物驴 *Equus asinus* 的干燥皮或鲜皮经煎煮、浓缩制成的固体胶。

【产地】主产于山东、浙江。以山东产者最为著名，浙江产量最大。

【性味】性平，味甘。

功效主治

补血滋阴，润燥，止血。用于血虚萎黄，眩晕心悸，肌痿无力，心烦不眠，虚风内动，肺燥咳嗽，劳嗽咯血，吐血尿血，便血崩漏，妊娠胎漏。

主要成分

主要含有明胶蛋白和多种氨基酸，其中以赖氨酸含量最高，微量元素以铁含量最高。

性状特征

呈长方形块、方形块或丁状。棕色至黑褐色，有光泽。质硬而脆，断面光亮，碎片对光照视呈棕色半透明状。气微，味微甘。

【选购秘诀】以色乌黑、光亮、无腥臭气、经夏不软者为佳。

【贮藏方法】置于干燥容器内，密闭，置阴凉干燥处、防潮。

【用法用量】内服烊化阿胶 3 ~ 9 克，炒阿胶珠可入汤剂或丸、散。

【药用价值】阿胶具有提高红细胞数和血红蛋白量、促进造血功能的作用。阿胶对于小鼠肝、脾单核巨噬细胞有促进作用，阿胶具有促进健康人体淋巴细胞转化作用。阿胶中钙含量较高，服用后可增加机体内钙的摄入量，有效地改善因缺钙而导致的骨钙流失，钙盐外流，可有效地治疗骨质疏松、骨质增生及各类骨折。

特别提示

阿胶质地黏腻。消化能力弱的人不宜应用；素体内热较重，有口干舌燥、潮热盗汗时也不适宜服用阿胶。

本草语录

治心腹内崩，劳极，洒洒如疟状，腰腹痛，四肢酸痛，女子下血，安胎，久服轻身益气。

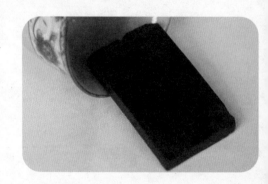

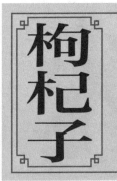

【别名】杞子、枸杞果。

【来源】茄科植物宁夏枸杞 *Lycium barbarum* 的干燥成熟果实。

【产地】主产于河北，其余分布于甘肃、宁夏、新疆、内蒙古、青海等地。

【性味】性平，味甘。

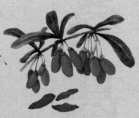

【选购秘诀】以粒大、肉厚、种子少、色红、质柔软者为佳。

【贮藏方法】置于阴凉干燥处，防闷热，防潮，防蛀。

【用法用量】枸杞子多为内服，如煎煮成药汤服用，一般用量6～12克，也可泡茶饮用，或将蒸熟的枸杞子直接嚼食。

【药用价值】枸杞子有降低血压、降低胆固醇和防止动脉硬化形成的作用，并能保护肝细胞的新生，改善肝功能，对于慢性肝炎、中心性视网膜炎、结核、糖尿病、神经衰弱等症均有很好的防治作用。枸杞子能提高巨噬细胞吞噬率及T淋巴细胞转化率，具有调节免疫功能的作用，多用于老年疾病和虚损型疾病。

特别提示

外邪实热、脾虚有湿及泄泻者忌服。

功效主治

滋补肝肾，益精明目。用于虚劳精亏，腰膝酸痛，眩晕耳鸣，阳痿遗精，内热消渴，血虚萎黄，目昏不明。

主要成分

枸杞子含有大量的胡萝卜素，多种维生素，β－谷甾醇，蛋白质，烟酸，酸浆红素以及铁、钙、磷、镁、锌等。果皮含酸浆果红素。

性状特征

本品呈类纺锤形或椭圆形。表面红色或暗红色，顶端有小突起状的花柱痕，基部有白色的果梗痕。果皮柔韧，皱缩；果肉肉质，柔润。气微，味甜。

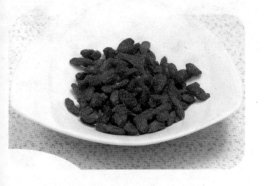

本草语录

治五内邪气，热中，消渴，周痹。久服坚筋骨，轻身，不老。

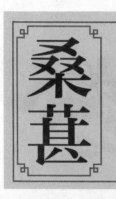

桑葚

【别名】乌葚、桑枣。

【来源】桑科植物桑 *Morus alba* 的干燥果穗。

【产地】主产于江苏、浙江、湖南、四川、河北等地。

【性味】性寒，味甘、酸。

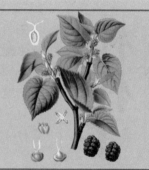

功效主治

滋阴补血，生津润燥。用于肝肾阴虚，眩晕耳鸣，心悸失眠，须发早白，津伤口渴，内热消渴，肠燥便秘。

主要成分

含糖、鞣酸、苹果酸及维生素 B_1、维生素 B_2、维生素 C 和胡萝卜素。桑葚油的脂肪酸主要由亚油酸和硬脂酸、油酸等组成。

性状特征

为聚花果，由多数小瘦果集合而成，呈长圆形，长 1～2 厘米，直径 0.5～0.8 厘米。黄棕色、棕红色或暗紫色，有短果序梗。小瘦果卵圆形，稍扁，长约 0.2 厘米，宽约 0.1 厘米，外具肉质花被片 4 枚。气微，味微酸而甜。

【选购秘诀】以个大、肉厚、紫红色、糖性大者为佳。

【贮藏方法】置通风干燥处、防蛀。

【用法用量】煎服或生食，每日 9～15克（30～50 颗）。

【药用价值】桑葚有很好的滋补心、肝、肾及养血祛风的功效，对耳聋、眼花、须发早白、内热消渴、神经衰弱、动脉硬化、血虚便秘、风湿关节痛等均有疗效。桑葚有改善皮肤血液供应，营养肌肤，使皮肤白嫩及乌发等作用。

特别提示

因桑葚中含有溶血性过敏物质及透明质酸，过量食用后容易发生溶血性肠炎。少年儿童不宜多吃桑葚。脾虚便溏者亦不宜吃桑葚。桑葚含糖量高，糖尿病人应忌食。

本草语录

利五脏关节，通血气，久服不饥，安魂镇神。

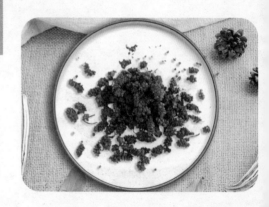

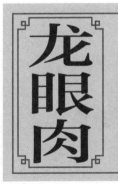

龙眼肉

〖别名〗龙眼干、桂圆肉。

〖来源〗无患子科植物龙眼 *Dimocarpus longan* 的假种皮。

〖产地〗主产于广西、福建、广东、四川、台湾等地。

〖性味〗性温，味甘。

〖选购秘诀〗以色金黄、肉厚、质细软、体大、半透明、气香、味甜、嚼之口感"起砂"者为佳。生晒龙眼肉为好。

〖贮藏方法〗置通风干燥处、防潮、防蛀。

〖用法用量〗龙眼肉以内服居多，可煎煮服用，常用量9～15克，大剂量可用到30～60克，也常入药膳，浸酒或直接食用。

〖药用价值〗龙眼肉营养丰富，具有增进红细胞及血红蛋白活性，升高血小板，改善毛细血管脆性，降低血脂，增加冠状动脉血流量的作用，对心血管疾病有防治作用。龙眼中的维生素K含量很高，是其他水果少有的。它的糖分含量也很高，包括可以被人体直接吸收的葡萄糖。

特别提示

痰多火盛，无食欲，腹胀，舌苔厚腻，大便滑泻，以及患有慢性胃炎的人不宜服用。

〖功效主治〗

补益心脾，养血安神。用于气血不足，心悸怔忡，健忘失眠，血虚萎黄。

〖主要成分〗

含酒石酸、蛋白质、脂肪、糖类、氨基酸、胡萝卜素、维生素A、维生素B_2、维生素C及钾、钠、钙、镁、铁、磷、锌、锰、铜等营养成分。

〖性状特征〗

为纵向破裂的不规则薄片，或呈囊状。棕黄色至棕褐色，半透明。外表面皱缩不平，内表面光亮而有细纵皱纹。薄片者质柔润，囊状者质稍硬。气微香，味甜。

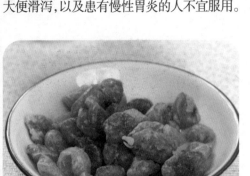

本草语录

治五脏邪气，安志、厌食。久服强魂魄，聪明，轻身，不老，通神明。

沙苑子

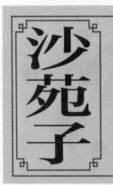

【别名】沙苑、夏黄草。

【来源】豆科植物扁茎黄芪 *Astragalus complanatus* 的干燥成熟种子。

【产地】分布于吉林、辽宁、内蒙古、甘肃、宁夏、新疆、陕西、山西等地。

【性味】性温，味甘。

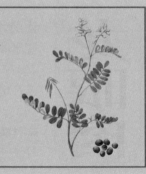

功效主治

补肾助阳，固精缩尿，养肝明目。用于肾虚腰痛，遗精早泄，遗尿尿频，白浊带下，眩晕，目暗昏花。

主要成分

含多种氨基酸、黄酮类、三萜皂苷类、多糖亚油酸、棕榈酸、花生酸及铁、硒及维生素A样物质、脂肪油、鞣质等。

性状特征

略呈肾形而稍扁。表面光滑，褐绿色或灰褐色，边缘一侧微凹处具圆形种脐。质坚硬，不易破碎。气微，味淡，嚼之有豆腥味。

【选购秘诀】以饱满、均匀者为佳。

【贮藏方法】放缸内，置通风干燥处。防虫蛀、鼠食。

【用法用量】内服，煎汤10～20克；或入丸、散。

【药用价值】可用于护肤美颜及治疗肾虚腰痛、头晕目眩、白带过多、视力减退诸病症。现代药理研究证实，沙苑子可以调节血压和脑血流量，具有明显的保肝、降脂、抗疲劳等作用，并能提高免疫力。

特 别提示

相火炽盛、阳强易举者忌服。

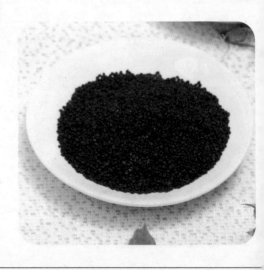

本草语录

主益气，充肌肤，明目，聪慧先知。久服不饥，不老，轻身。

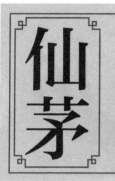

【别名】白仙茅。

【来源】石蒜科植物仙茅 *Curculigo orchioides* 的干燥根茎。

【产地】分布于江苏、浙江、福建、台湾、广东、广西、湖南、湖北、四川、贵州、云南等地。

【性味】性热，味辛，有毒。

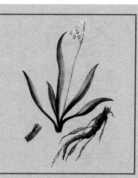

【选购秘诀】以根条粗长、质坚脆、表面黑褐色者为佳。

【贮藏方法】置干燥处，防霉、防蛀。

【用法用量】内服，煎汤，3～10克，或入丸、散；外用，捣敷。

【药用价值】现代研究表明仙茅具有抗氧化、抗炎、调节免疫、抗骨质疏松、抗高血糖、调节生殖系统等作用。临床上配伍淫羊藿、菟丝子治疗遗尿、尿频和阳痿精冷；配伍威灵仙、独活等可治疗寒湿久痹；与补骨脂、干姜、人参、白术同用可治脾肾阳虚的腹痛和泄泻。

特别提示

阴虚火旺者忌服。阴虚发热、咳嗽、吐血、齿血、血淋、肾虚腰酸、虚火上炎、口干咽痛等患者不宜使用。

功效主治

补肾阳，强筋骨，祛寒湿。用于阳痿精冷，筋骨痿软，腰膝冷痛，阳虚冷泻。

主要成分

主含酚及酚苷类、木脂素及木脂素苷类、三萜及三萜苷类等。

性状特征

药材呈圆柱形，略弯曲。表面棕色至褐色，粗糙，有细孔状的须根痕和横皱纹。质硬而脆，易折断，断面不平坦。

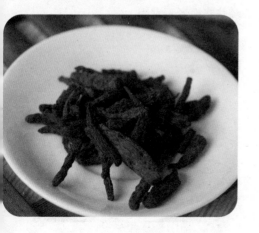

本草语录

主心腹冷气不能食，腰脚风冷挛痹不能行，丈夫虚劳，老人失溺无子，益阳道。

冬虫夏草

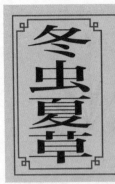

【别名】虫草、菌虫草。

【来源】麦角菌科真菌冬虫夏草 *Cordyceps sinensis* 寄生在鳞翅目蝙蝠蛾科昆虫幼虫上的子座及幼虫尸体的干燥复合体。

【产地】分布于四川、云南、贵州、甘肃、青海、西藏等地。

【性味】性平，味甘。

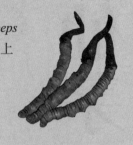

功效主治

补肾益肺，止血化痰。用于肾虚精亏，阳痿遗精，腰膝酸痛，久咳虚喘，劳嗽咯血。

主要成分

含虫草酸，冬虫夏草素。含有虫草菌素，虫草酸约7%。

性状特征

由虫体与从虫头部长出的真菌子座相连而成。虫体似蚕，长3～5厘米，直径0.3～0.8厘米；表面深黄色至黄棕色，有环纹20～30个，近头部的环纹较细；头部红棕色；足8对，中部4对较明显；质脆，易折断，断面略平坦，淡黄白色。子座细长圆柱形，长4～7厘米，直径约0.3厘米；表面深棕色至棕褐色，有细纵皱纹，上部稍膨大；质柔韧，断面类白色。气微腥，味微苦。

本草语录

保肺益肾，止血化痰，已劳嗽。

【选购秘诀】以完整、虫体丰满肥大、类白色、气微腥、味微苦为好。各地所产商品中以西藏及青海虫草为优，川虫草较次。

【贮藏方法】置于通风干燥处，最好冷藏，防蛀。

【用法用量】冬虫夏草以内服居多，通常煎煮成药汤服用，一般用量3～9克。本品为平补药品，取效较缓，需长期服食才有效果。

【药用价值】虫草对中枢神经能起镇静、抗惊厥、降温的作用；对心血管系统有降压、降低心肌耗氧量、改善心肌缺血、抗心律失常作用；能够抗疲劳，强身延年，延缓衰老。

特别提示

感冒风寒引起的咳嗽者不适合使用，肺热咯血者不宜用。

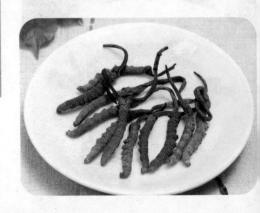

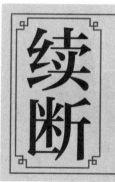

续断

【别名】龙豆、接骨、南草、接骨草、川断。

【来源】川续断科植物川续断 *Dipsacus asperoides* 的干燥根。

【产地】主产于湖北、四川、湖南、贵州等地。

【性味】性微温，味苦、辛。

【选购秘诀】以粗肥、质坚、易折断、外色黄褐、内色灰绿者为佳。

【贮藏方法】置干燥处，防蛀。

【用法用量】内服，常用量 6～12 克；外用则可取适量研磨成末，敷患处。

【药用价值】现代研究表明，本品可能有降低骨激活频率和抑制骨吸收的作用。川续断水煎液及提取物对骨损伤愈合有促进作用。动物实验证明本品可抑制子宫平滑肌的收缩，提示其有安胎作用，可成为治疗早产、流产及痛经的有效药物。

特别提示

初痢勿用，气郁者禁用。

功效主治

补肝肾，强筋骨，续折伤，止崩漏。用于肝肾不足，腰膝酸软，风湿痹痛，跌扑损伤，筋伤骨折，崩漏，胎漏。酒续断多用于风湿痹痛，跌扑损伤，筋伤骨折。盐续断多用于腰膝酸软。

主要成分

川续断根含生物碱、挥发油，续断根含续断碱及挥发油。

性状特征

药材呈圆柱形，略扁，有的微弯曲。表面灰褐色或黄褐色，有稍扭曲或明显扭曲的纵皱及沟纹，可见横列的皮孔样斑痕和少数须根痕。质软，久置后变硬，易折断，断面不平坦。

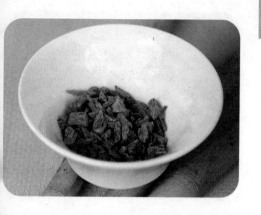

本草语录

治伤寒，补不足，金疮痈伤，折跌，续筋骨，妇人乳难，崩中，漏血，久服益气力。

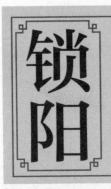

【别名】琐阳、羊琐不拉。

【来源】锁阳科植物锁阳 *Cynomorium songaricum* 的干燥肉质茎。

【产地】主产于甘肃、新疆、内蒙古，此外，宁夏、青海等地亦产。

【性味】性温，味甘。

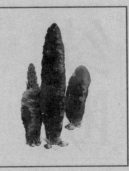

功效主治

补肾阳，益精血，润肠通便。用于肾阳不足，精血亏虚，腰膝痿软，阳痿滑精，肠燥便秘。

主要成分

含多糖、氨基酸、黄酮、花色苷、三萜皂苷和鞣质。

性状特征

呈扁圆柱形，微弯曲，长5～15厘米，直径1.5～5厘米。表面棕色或棕褐色，粗糙，具明显纵沟和不规则凹陷，有的残存三角形的黑棕色鳞片。体重，质硬，难折断，断面浅棕色或棕褐色，有黄色三角状维管束。气微，味甘而涩。

【选购秘诀】以体肥条长、体重、疙瘩、质坚、色紫红或粉红、断面肉脂粉性、不显筋脉为佳。

【贮藏方法】放石灰缸内，防霉蛀。

【用法用量】内服，煎汤，4.5～9克；入丸、散或熬膏。

【药用价值】锁阳含有酵素、脂肪油及糖类，由于锁阳所含的矿物质元素和含氧酸根在人体内可以形成诸如硫酸镁、硫酸钠、磷酸钠等盐类泻药，从而起到调节人体水盐平衡的作用，具有健脾胃、润肠通便之功效。用锁阳治疗前列腺肥大和增生、白血病、糖尿病、哮喘、早泄有很好的效果。

特别提示

泄泻及阳易举而精不固者忌服。

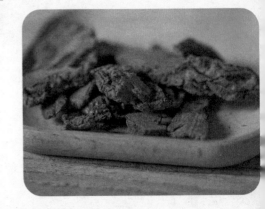

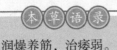

本草语录

润燥养筋，治痿弱。

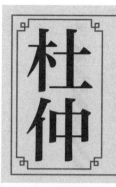

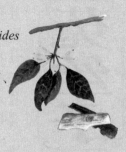

杜仲

【别名】丝楝树皮。

【来源】杜仲科植物杜仲 *Eucommia ulmoides* 的干燥树皮。

【产地】主产于四川、陕西、湖北、河南、贵州、云南。此外，江西、甘肃、湖南、广西等地亦产。

【性味】性温，味甘。

【选购秘诀】以皮厚而大、糙皮刮净、外面黄棕色、内面黑褐色而光、折断时白丝多者为佳。

【贮藏方法】置通风干燥处。

【用法用量】常用量在 6 ～ 10 克。

【药用价值】杜仲具有降血压、降血糖、降血脂、预防骨质疏松、抗氧化、免疫力调节等作用。临床上常配伍补骨脂、核桃肉等治疗腰膝酸痛、尿频等症状；配伍续断、菟丝子、阿胶等可治疗胎动不安引起的出血，或习惯性流产。与淫羊藿、桑寄生、怀牛膝等同用适用于肾虚又有高血压的老人；配夏枯草、菊花等可治疗肝阳肝火偏亢的高血压。

特别提示

阴虚火旺者慎服。杜仲叶也具有降压、补肝肾的作用。

▌功效主治 ◀◀

补肝肾，强筋骨，安胎。用于肾虚腰痛、筋骨无力、妊娠漏血、胎动不安、高血压病等。

▌主要成分 ◀◀

含杜仲胶、杜仲苷、京尼平、有机酸、维生素 C 及微量生物碱。

▌性状特征 ◀◀

药材呈板片状或两边稍向内卷，大小不一，厚 3 ～ 7 毫米。外表面淡棕色或灰褐色，有明显的皱纹或纵裂槽纹，有的树皮较薄，未去粗皮，可见明显的皮孔。

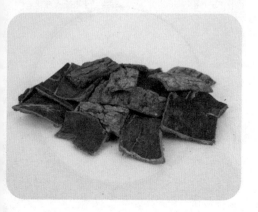

本草语录

治腰脊痛，补中，益精气，坚筋骨，强志，除阴下痒湿，小便余沥。久服轻身，耐老。

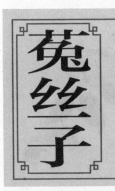

菟丝子

【别名】菟丝实、吐丝子、黄湾子、黄网子、豆须子。

【来源】旋花科植物南方菟丝子 *Cuscuta australis* 或菟丝子 *C. chinensis* 的干燥成熟种子。

【产地】主产于陕西、贵州、云南、四川等地。

【性味】性平，味辛、甘。

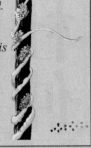

功效主治

补益肝肾，固精缩尿，安胎，明目，止泻；外用消风祛斑。用于肝肾不足，腰膝酸软，阳痿遗精，遗尿尿频，肾虚胎漏，胎动不安，目昏耳鸣，脾肾虚泻；外治白癜风。

主要成分

含树脂苷、三萜类化合物、糖类等。

性状特征

呈类球形，较细小，直径1～2毫米。表面灰棕色至棕褐色，粗糙，种脐线形或扁圆形。质坚实，不易以指甲压碎。气微，味淡。

【选购秘诀】以颗粒饱满、无尘土及杂质者为佳。

【贮藏方法】置通风干燥处。

【用法用量】内服，以包煎方式煮成药汤，常用量在 10～15 克；外用，炒研调敷。

【药用价值】能明显增强红细胞免疫功能，有效调节卵巢内分泌的功能。水煎剂可使小白鼠红细胞 SOD 活性增强，提示有抗氧化作用。菟丝子对白内障具有延缓和治疗的作用，并能抑制晶状体中的脂类过氧化。对实验性心肌缺血具有明显的预防和治疗作用。本品还具有神经营养样作用。

特别提示

阴虚火旺、便秘、小便短赤、血崩者不宜服用。

本草语录

主续绝伤，补不足，益气力，肥健。汁，去面䵟。久服明目，轻身，延年。

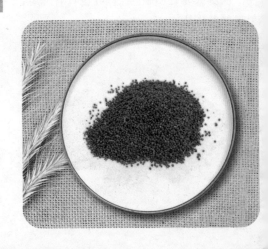

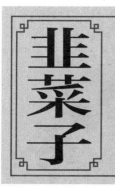

韭菜子

【别名】韭籽、炒韭菜籽。

【来源】百合科植物韭菜 *Allium tuberosum* 的干燥成熟种子。

【产地】河北、山西、吉林、江苏、山东、安徽、河南产量较大。

【性味】性温，味辛、甘。

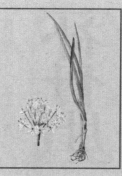

【选购秘诀】以色黑、饱满、无杂质者为佳。

【贮藏方法】放缸内，置干燥处，防霉，防蛀。

【用法用量】煎服，5～10克。

【药用价值】韭菜子含有左旋肉碱、皂苷及丰富的纤维素，其中左旋肉碱具有抗机体疲劳、衰老作用，还能促进生长发育，预防心血管疾病、肾病及糖尿病，达到延年益寿的目的。

特别提示

阴虚火旺者忌服。

功效主治

温补肝肾，壮阳固精。用于肝肾亏虚，腰膝酸痛，阳痿遗精，遗尿尿频，白浊带下。

主要成分

含硫化物、苷类、维生素C等。

性状特征

呈半圆形或半卵圆形，略扁，长2～4毫米，宽1.5～3毫米。表面黑色，一面突起，粗糙，有细密的网状皱纹，另一面微凹，皱纹不甚明显。顶端钝，基部稍尖，有点状突起的种脐。质硬。气特异，味微辛。

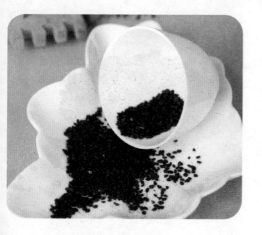

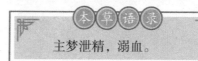

本 草 语 录

主梦泄精，溺血。

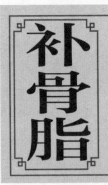

补骨脂

【别名】婆固脂、破故纸。

【来源】为豆科植物补骨脂 Psoralea corylifolia 的干燥成熟果实。

【产地】分布于河南、安徽、广东、陕西、山西、江西、四川、云南、贵州等地。

【性味】性温，味辛。

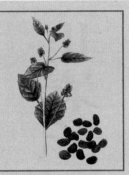

功效主治

温肾助阳，纳气平喘，温脾止泻；外用消风祛斑。用于肾阳不足，阳痿遗精，遗尿尿频，腰膝冷痛，肾虚作喘，五更泄泻；外用治白癜风，斑秃。

主要成分

果实含挥发油（约20%）、有机酸、甲基糖苷、碱溶性树脂、不挥发性萜类油、皂苷。种子含香豆精类，补骨脂素和异补骨脂素（共约1.1%）；黄酮类，补骨脂黄酮、甲基补骨脂黄酮；尚含挥发油、树脂、脂肪酸。

性状特征

呈肾形，略扁。表面黑色、黑褐色或灰褐色，具细微网状皱纹。顶端圆钝，有一小突起，凹侧有果梗痕。质硬。果皮薄，与种子不易分离。气香，味辛、微苦。

【选购秘诀】以粒大、饱满、色黑者为佳。

【贮藏方法】置于干燥处。

【用法用量】内服，煎汤5~10克；外用，研磨或浸酒，用量6~9克，治白癜风、皮癣、脚癣。

【药用价值】有效成分为补骨脂乙素。对离体和在位心脏都有扩张冠状动脉的作用；对心肌氧消耗量无明显影响。能兴奋心脏，提高心脏工作功率。外用促使皮肤色素新生，其酒精浸剂在试管内有抑制结核杆菌的作用。挥发油有抗癌作用，对葡萄球菌有一定抑制作用。

特别提示

阴虚火旺者忌服。

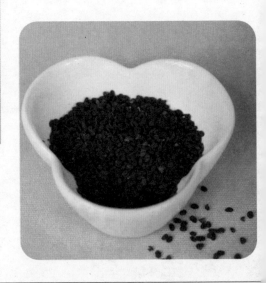

本草语录

主五劳七伤，风虚冷，骨髓伤败，肾冷精流及妇人血气堕胎。

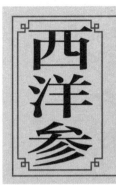

西洋参

【别名】洋参、西参、花旗参。

【来源】五加科植物西洋参 *Panax quinquefolium* 的干燥根。

【产地】原产于美国和加拿大。我国东北、华北、西北等地均有种植。

【性味】性凉，味甘、微苦。

【选购秘诀】以条粗、完整、皮细、横纹多、质地坚实者为佳。

【贮藏方法】置于阴凉干燥处，密封、防蛀。

【用法用量】一般用量3～6克，另煎兑服。也可直接咀嚼服用，但用量不宜过多，每次2～3克。

【药用价值】具有镇静、增强学习记忆力、促进神经生长、抗惊厥、镇痛、解热的作用，适用于神经衰弱。对于抗心律失常、抗心肌缺血具有一定作用。

特别提示

体质虚寒、胃有寒湿、风寒咳嗽、消化不良的人不宜服用。流行性感冒、发热未退者也不宜用。服用时不宜饮茶、吃白萝卜。不宜与藜芦同用。

功效主治

补气养阴，清热生津。用于气虚阴亏，虚热烦倦，咳喘痰血，内热消渴，口燥咽干。

主要成分

含人参皂苷类、氨基酸、微量元素、果胶、人参三糖、胡萝卜苷及甾醇等。

性状特征

呈纺锤形、圆柱形或圆锥形，表面浅黄褐色或黄白色。体重，质坚实，不易折断，断面平坦，浅黄白色，略显粉性，皮部可见黄棕色点状树脂道。气微而特异，味微苦、甘。

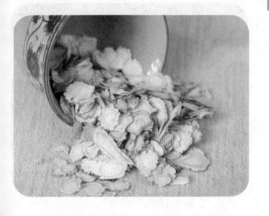

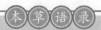

本草语录

补肺降火，生津液，除烦倦。虚而有火者相宜

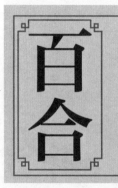

百合

【别名】白百合。

【来源】百合科植物卷丹 *Lilium lancifolium* 百合 *L. brownii var. viridulum* 或细叶百合 *L. pumilum* 的干燥肉质鳞叶。

【产地】全国大部分地区均有种植。

【性味】性寒，味甘。

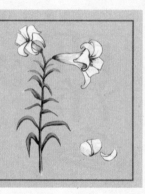

功效主治

养阴润肺，清心安神。用于阴虚燥咳，劳嗽咳血，虚烦惊悸，失眠多梦，精神恍惚。

主要成分

百合鳞茎含秋水仙碱等多种生物碱。

性状特征

本品呈长椭圆形。表面黄白色至淡棕黄色，有的微带紫色，有数条纵直平行的白色维管束。顶端稍尖，基部较宽，边缘薄，微波状，略向内弯曲。质硬而脆，断面较平坦，角质样。气微，味甘。

【选购秘诀】以瓣匀肉厚、色黄白、质坚、筋少者为佳。

【贮藏方法】置通风干燥处，防虫蛀。

【用法用量】一般用量9～15克，大剂量可用到30克。

【药用价值】百合富含水分，可以解渴润燥。故支气管不好的人，食用后有助病情改善。其含有的秋水碱等多种生物碱和营养物质，有良好的营养滋补价值，尤其对病后体弱、神经衰弱等有良好功效。百合有显著抑制黄曲霉素的致突变作用，临床上常用于白血病、肺癌、鼻咽癌等疾病的辅助治疗。

特别提示

凡风寒咳嗽、脾虚便溏者不宜选用。

本草语录

治邪气腹胀。心痛，利大小便，补中益气。

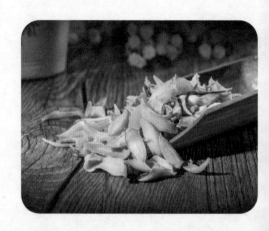

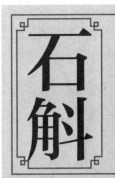

石斛

【别名】川石斛、黄草。

【来源】兰科植物金钗石斛 *Dendrobium nobile* 霍山石斛 *D. huoshanense*、鼓槌石斛 *D. chrysotoxum* 或流苏石斛 *D. fimbriatum* 的栽培品及其同属植物近似种的新鲜或干燥茎。

【产地】云南、四川、安徽、广东、广西等地。

【性味】性微寒，味甘。

【选购秘诀】以圆柱形、色黄绿、味微苦而回甜、嚼之有黏性为佳品。

【贮藏方法】干品置通风干燥处，防潮；鲜品置阴凉潮湿处，防冻。

【用法用量】石斛以内服居多，煎煮成药汤的用量6～12克。若使用鲜石斛则15～30克。

【药用价值】对半乳糖性白内障有延缓和治疗作用，能增强T细胞及巨噬细胞免疫活性，降低谷丙转氨酶、天氡氨酸转氨酶等酶的活性，使总蛋白、白蛋白升高，对肝脏有明显的保护作用。

特别提示

虚而无热者、湿热病尚未化燥者不宜使用，舌苔厚腻、便溏者也需小心使用。若着重清热、生津、解渴，鲜石斛药效较好。

功效主治

益胃生津，滋阴清热。用于热病津伤，口干烦渴，胃阴不足，食少干呕，病后虚热不退，阴虚火旺，骨蒸劳热，目暗不明，筋骨痿软。

主要成分

含生物碱及多糖物质。

性状特征

呈圆柱形或扁圆柱形。表面黄绿色，光滑或有纵纹，肉质多汁。气微，味微苦而回甜，嚼之有黏性。

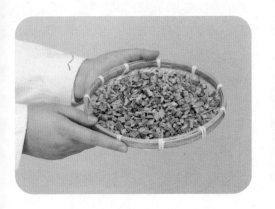

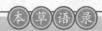

本草语录

味甘，平，无毒。主伤中，除痹，下气，补五脏虚劳羸瘦，强阴。久服厚肠胃。

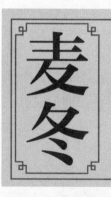

【别名】麦门冬。

【来源】百合科植物麦冬 *Ophio pogon japonicus* 的干燥块根。

【产地】主产于四川、浙江、湖北、贵州、江苏、广西等地。

【性味】性微寒，味甘、微苦。

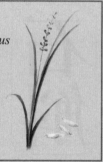

◤功效主治◢

养阴生津、润肺清心。用于肺燥干咳、虚痨咳嗽、津伤口渴、心烦失眠、内热消渴、肠燥便秘等症。

◤主要成分◢

含麦冬皂苷 A、B、C、D 等多种皂苷，以及麦冬黄酮等。

◤性状特征◢

本品呈纺锤形，两端略尖，表面淡黄色或灰黄色，有细纵纹。质柔韧，断面黄白色，半透明，中柱细小。气微香、味甘、微苦。

【选购秘诀】以身干、体肥大、色黄白、半透明、质柔、有香气、嚼之发黏的为佳。

【贮藏方法】置阴凉干燥处，防潮，防泛油。

【用法用量】煎服或泡水服，每次6～12克。

【药用价值】麦冬总皂苷及总多糖有抵抗心肌缺血的作用。麦冬能有效地减少自由基，稳定细胞膜，促进血管内皮细胞能量代谢，调节血管内皮细胞的分泌功能。麦冬提取液可显著降低血黏度，从而预防中风。麦冬水煎液可对抗 D- 半乳糖引起的大鼠脑组织、肝组织活性的显著降低及肝组织含量显著升高，发挥抗衰老作用。

特别提示

麦冬配凉药宜生用，配补药宜酒制。服用麦冬后易心烦，故配入养肺阴药时宜去心。脾胃虚寒泄泻、胃有痰饮湿浊及暴感风寒咳嗽者均忌服。

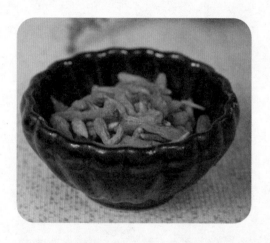

本草语录

清心润肺之药。

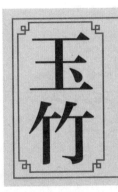

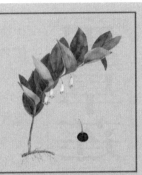

【别名】葳蕤。

【来源】百合科植物玉竹 *Polygonatum odoratum* 的干燥根茎。

【产地】主产于河南、江苏、辽宁、湖南、浙江。

【性味】性微寒，味甘。

【选购秘诀】以条长、肉肥、黄白色、光泽柔润者为佳。

【贮藏方法】置通风干燥处、预防发霉与虫蛀。

【用法用量】一般用量在 10 ~ 12 克。

【药用价值】具有延缓衰老，延长寿命的作用。还有双向调节血糖的作用，使正常血糖升高，同时降低实验性高血糖。还可加强心肌收缩力、提高抗缺氧能力、抗心肌缺血、降血脂及减轻结核病变。用于治疗平素阴虚而新患感冒、有风热咳嗽、肺燥等表现的患者。玉竹虽无清热之效，但与解表药同用，在发汗的同时兼顾到滋阴，以防解表药过于发散而伤阴。

特别提示

胃有痰湿气滞者忌服。

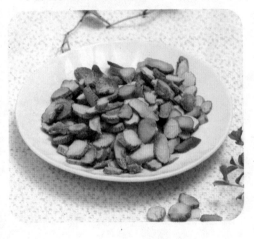

功效主治

养阴润燥，生津止渴。用于肺胃阴伤，燥热咳嗽，咽干口渴，内热消渴。

主要成分

根茎含玉竹黏多糖及 4 种玉竹果聚糖，还含吖丁啶 -2- 羧酸等成分。

性状特征

呈长圆柱形，略扁，少有分枝。表面黄白色或淡黄棕色，半透明，具纵皱纹和微隆起的环节，有白色圆点状的须根痕和圆盘状茎痕。质硬而脆或稍软，易折断，断面角质样或显颗粒性。气微，味甘，嚼之发黏。

本草语录

主心腹结气，虚热湿毒腰痛，茎中寒，及目痛眦烂泪出。

墨旱莲

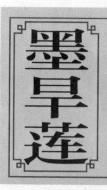

【别名】旱莲草、镰刀草、墨汁草。

【来源】菊科植物鳢肠 *Eclipta prostrata* 的干燥地上部分。

【产地】辽宁、河北、山东、江苏、浙江、安徽、福建、广东、广西、江西、湖南、湖北、四川、贵州、云南等地。

【性味】性寒，味甘、酸。

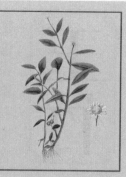

功效主治

滋补肝肾，凉血止血。用于肝肾阴虚，牙齿松动，须发早白，眩晕耳鸣，腰膝酸软，阴虚血热吐血、衄血、尿血，血痢、崩漏下血、外伤出血。

主要成分

全草含皂苷 1.32%，烟碱约 0.08%，鞣质，维生素 A，鳢肠素，多种噻吩化合物，如 α - 三联噻吩基甲醇及其乙酸酯，2-（丁二炔基）-5-（乙烯乙炔基）噻吩，乙酸（丁烯 -3-炔 -1- 基）二联噻吩基甲醇酯等。

性状特征

干燥全草全体被白色茸毛。茎圆柱形，绿褐色或带紫红色，有纵棱。叶片皱缩卷曲或破碎。茎顶带有头状花序，果实呈黑色颗粒状。浸水后搓其茎叶，则呈墨绿色。气微，味酸。

【选购秘诀】以肥壮、叶多、色绿、带有花序、干燥无杂质者为佳。

【贮藏方法】置于通风干燥处保存。

【用法用量】内服，煎汤，15 ~ 30 克；熬膏、捣汁或入丸、散。外用，研末捣敷或直接用断面擦可治鸡眼。

【药用价值】含皂苷、烟碱、鞣质、维生素 A、多种酚类化合物等。墨旱莲可提高淋巴细胞转化率，促进毛发生长，使头发变黑。以墨旱莲叶粉敷于出血处并稍加压迫，有良好的止血作用。对金黄色葡萄球菌、福氏痢疾杆菌有一定抑制作用。

特别提示

脾肾虚寒者忌服。

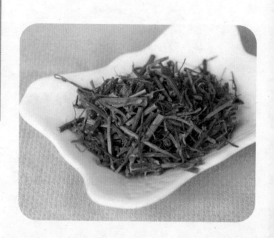

本草语录

乌髭发，益肾阴。

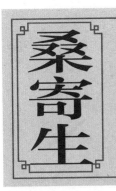

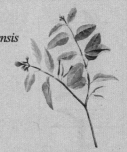

桑寄生

【别名】广寄生

【来源】桑寄生科植物桑寄生 *Taxillus chinensis* 的干燥带叶茎枝。

【产地】主产于广西、广东等地。

【性味】性平，味甘、苦。

【选购秘诀】以外皮棕褐色、条匀、叶多、附有桑树干皮、嚼之发黏者为佳。

【贮藏方法】置干燥通风处、防蛀。

【用法用量】内服：煎煮成药汤服用，用量可以略大，一般用量 10 ~ 30 克。

【药用价值】有降低血压的作用，作用点在内感受器，引起降压反射，或由于抑制延髓或脊髓血管运动中枢所致。但作用较短暂而不持久。临床实验结果表明，其对降低血清胆固醇有一定的作用。利尿作用较明显，有效成分为广寄生苷。体外试验能抑制伤寒杆菌和葡萄球菌的生长。

特别提示

加工时可将桑寄生与酒、水拌匀润透，再以小火微炒晾干即成，能增强祛风除湿、通经活络的作用。

功效主治

祛风湿，补肝肾，强筋骨，安胎元。用于风湿痹痛，腰膝酸软，筋骨无力，崩漏经多，妊娠漏血，胎动不安，头晕目眩。

主要成分

含槲皮素及萹蓄苷。

性状特征

茎枝呈圆柱形，长 30 厘米以上，直径 0.5 ~ 1.0 厘米，具分枝或枝痕。表面灰褐色或红褐色，有多数细小的浅色皮孔，嫩枝上或带有棕色细毛及叶。叶呈椭圆形、对生或互生，易脱落，似革质，质坚硬，断面不平坦。味苦。

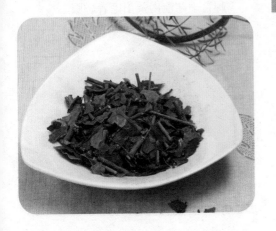

本草语录

治腰痛，小儿背强，痈肿，安胎，充肌肤，坚发齿，长须眉。

女贞子

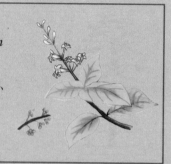

【别名】女贞、女贞实、冬青子。

【来源】木犀科植物女贞 *Ligustrum lucidum* 的干燥成熟果实。

【产地】主产于浙江、江苏、湖南、福建、广西、江西以及四川等地。

【性味】性凉，味苦、甘。

功效主治

滋补肝肾，明目乌发。用于肝肾阴虚，眩晕耳鸣，腰膝酸软，须发早白，目暗不明，内热消渴，骨蒸潮热。

主要成分

含女贞子苷、齐墩果酸、乙酰齐墩果酸、熊果酸、甘露醇、多量葡萄糖以及脂肪油等。

性状特征

呈卵形、椭圆形或肾形，表面黑紫色或灰黑色，皱缩不平，基部有果梗痕或具宿萼及短梗。体轻。气微，味甘、微苦涩。

【选购秘诀】以粒大、饱满、色蓝黑、质坚实者为佳。

【贮藏方法】置干燥处、防潮湿、防蛀、防霉。

【用法用量】多为内服，煎煮成药汤服用，一般用量约在 6 ~ 15 克。

【药用价值】女贞子有明显的抗炎作用。女贞子水煎剂对二甲苯引起的小鼠耳郭肿胀、醋酸引起的小鼠腹腔毛细血管通透性增加及角叉莱胶、蛋清、甲醛性大鼠足跖肿胀均有明显抑制作用。齐墩果酸对四氯化碳引起的大鼠急性肝损伤有明显的保护作用，可降低血清丙氨酸氨基转移酶（ALT）及肝内甘油三酯的蓄积，促进肝细胞再生，防止肝硬化。

特别提示

脾胃虚寒泄泻及阳虚者忌服。

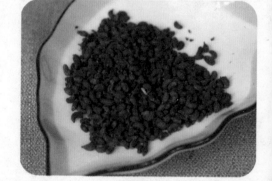

本草语录

主补中，安五脏，养精神，除百疾，久服肥健，轻身，不老。

表证有风寒表证和风热表证两种，"解表"指的是解除表证。解表药就是指能疏解肌表，促使发汗，解除表证的药物，该类药入肺经和膀胱经，具有发汗、解肌的作用。

发汗：指的是用药物等使身体出汗，达到解除表证的目的。解表药大多具有辛味，辛能发散，发散使人汗出。使用解表类药物发汗，能使外邪从汗而泄，从而治愈疾病。

解肌：从广义上来说，和发汗解表的意思是相同的，但并不完全相同。"解肌"更侧重于治疗病邪已经进一步恶化的表证，正是所谓的"邪入肌肉"。但是，从现代医学的观点来说，"解肌"仍属于用发汗解表的方法之一。

此外，某些解表类药物，还具有促使斑疹透发、缓和疼痛、止咳祛痰、健胃及利尿等作用，还能抗菌、抗病毒，如羌活、防风、牛蒡子等。

解表药有温性和凉性之分，它们的适应证也不相同。风寒表证适用辛温解表类药物，风热表证适用辛凉解表类药物。

辛温解表：指用性味辛温的药物发散风寒，解除表证的治疗方法。适用于辛温解表药物的主要有外感发热轻、恶寒重，头痛、身痛，苔薄白，脉浮紧等症状。

辛凉解表：指用性味辛凉的药物发散风热，解除表证的治疗方法。适用于辛凉解表药物的主要有外感发热重、恶寒轻，咽干口渴，苔薄黄，脉浮数等症状，还可用于温病初起、痘疹初起等。

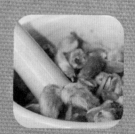

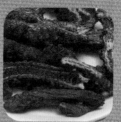

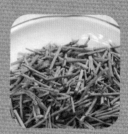

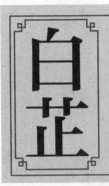

白芷

【别名】川白芷、香白芷。

【来源】伞形科植物白芷 *Angelica dahurica* 或杭白芷 *A. dahurica formosana* 的干燥根。

【产地】主要产于四川、浙江、山西、江苏、河南、河北等地。

【性味】性温，味辛。

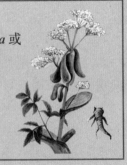

功效主治

解表散寒，祛风止痛，宣通鼻窍，燥湿止带，消肿排脓。用于感冒头痛，眉棱骨痛，鼻塞流涕，鼻衄，鼻渊，牙痛，带下，疮疡肿痛。

主要成分

含异欧前胡素、欧前胡素、佛手柑内酯、珊瑚菜素、氧化前胡素等。

性状特征

呈类圆形的厚片。外表皮灰棕色或黄棕色。切面白色或灰白色，具粉性，形成层环棕色，近方形或近圆形，皮部散有多数棕色油点。气芳香，味辛、微苦。

【选购秘诀】以独枝、根条粗壮、质硬、体重、色白、粉性强、气香味浓者为佳。

【贮藏方法】置于通风干燥处。

【用法用量】煎服3～9克，或入丸、散。

【药用价值】常用于治疗感冒头痛，前额痛用效果更佳，妇女胎前产后的感冒头痛用之亦佳，可配川芎。用于治疗由鼻渊（鼻窦炎）引起的头胀痛，作为辅助药，配辛夷、苍耳子等同用。头部挫伤或脑震荡后的跌打肿痛，用白芷缓解症状也有一定效果。对于痢疾杆菌、伤寒杆菌等有抑制作用，又能抑制革兰氏阳性菌，且对人型结核杆菌有显著的抑制作用。

特别提示

阴虚血热者忌服。

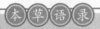 本草语录

治女人漏下赤白，血闭、阴肿、寒热、风头（头风）侵目泪出，长肌肤润泽。

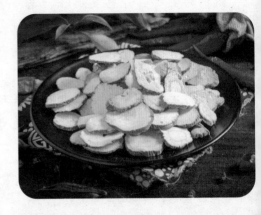

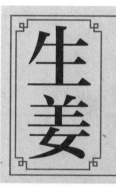

生姜

【别名】姜根、小黄姜。

【来源】姜科植物姜 *Zingiber officinale* 的鲜或干燥根茎。

【产地】主产于四川、广东、山东、陕西等地。

【性味】性微温，味辛。

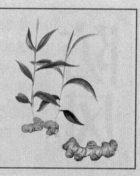

【选购秘诀】以个体大、丰满、质嫩者为佳。

【贮藏方法】置于通风干燥处。

【用法用量】内服煎汤，3~9克，或捣汁服用。

【药用价值】由于其挥发油能促进外周血液循环，服后自觉全身温暖，并能发汗，多用于治疗外感风寒。生姜与桂枝、苏叶、防风等解表药同用，能增强这些药物的发汗作用。若用于预防受寒、受湿后的感冒，用红糖水煮生姜，热服即可。其挥发油能够反射性的促进胃液分泌，增强胃肠蠕动，驱除秽气，并能通过调理胃肠功能而止呕吐。用于治疗胃寒呕吐，还可增进食欲，加强消化功能。每于补剂中加入生姜，并配以大枣，可以健胃和中。

特别提示

阴虚内热者忌服。

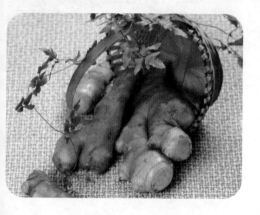

▌功效主治

解表散寒，温中止呕，化痰止咳，解鱼蟹毒。用于风寒感冒，胃寒呕吐，寒痰咳嗽，鱼蟹中毒，还可解半夏、天南星等药材毒。

▌主要成分

含挥发油、姜辣素、谷氨酸、天冬氨酸、丝氨酸、甘氨酸等。

▌性状特征

药材呈扁平不规则的块状，并有枝状分枝，各枝顶端有茎痕或芽，表面黄白色或灰白色，有光泽，具浅棕色环节。质脆，折断后有汁液渗出。断面浅黄色，有明显环纹，中间稍现筋脉。气味芳香且特殊，味辛辣。

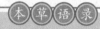
本草语录

破血调中，去冷气。汁，解药毒。

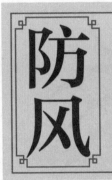

防风

【别名】关防风、川防风。

【来源】伞形科植物防风 *Saposhnikovia divaricata* 的干燥根。

【产地】主产于黑龙江、吉林、辽宁等地。

【性味】性微温，味辛、甘。

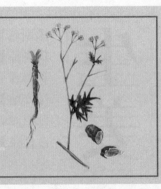

功效主治

祛风解表，胜湿止痛，止痉。用于感冒头痛，风湿痹痛，风疹瘙痒，破伤风。

主要成分

含挥发油、甘露醇、苦味苷等。

性状特征

为圆形或椭圆形的厚片。外表皮灰棕色或棕褐色，有纵皱纹，有的可见横长皮孔样突起、密集的环纹或残存的毛状叶基。切面皮部棕黄色至棕色，有裂隙，木部黄色，具放射状纹理。气特异，味微甘。

【选购秘诀】以条粗壮、皮细而紧、无毛头、断面有棕色环、中心色淡黄者为佳。

【贮藏方法】置于阴凉干燥处保存、防潮。

【用法用量】煎服，4.5 ~ 9克。

【药用价值】用于治疗偏头痛。配白芷、川芎，尤其是体质虚弱而又有头痛、头晕者，或头痛与风湿有关者更为适用。祛风镇痛的效力强而不过燥，是风药中的润药，常与紫苏、荆芥等药材搭配。对于风痰壅滞经络形成的头颈酸痛、风寒湿痹、四肢痉挛有疗效。动物实验对流感病毒有抑制作用。还可用于止痒。

特别提示

血虚痉急或头痛不因风邪者忌服。

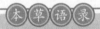

本草语录

主大风，头眩痛，恶风风邪，目盲无所见，风行周身，骨节疼痹，烦满……久服轻身。

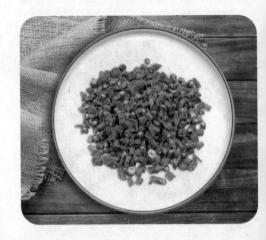

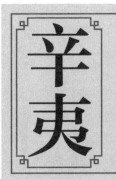

辛夷

【别名】木笔花、毛辛夷、辛夷桃、姜朴花。

【来源】木兰科植物辛望春花 *Magnolia biondii*、玉兰 *M. denudata*. 或武当玉兰 *M. sprengeri* 的干燥花蕾。

【产地】全国大部分地区均产，主产于河南、四川、安徽、浙江、陕西、湖北等地。

【性味】性温，味辛。

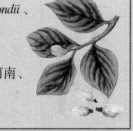

【选购秘诀】以花蕾未开、身干、色绿、无枝梗者为佳。

【贮藏方法】置于阴凉通风处保存。

【用法用量】内服：煎汤，3～9克；或入丸、散。外用：研末塞鼻或水浸蒸馏滴鼻。

【药用价值】15%～30%辛夷煎剂对多种致病性真菌有抑制作用。辛夷花苞干燥粉末的水、醇提取物对麻醉动物（狗、猫、兔、大鼠等）静脉、腹腔、肌肉注射均有降压作用。常与白芷、细辛、防风、苍耳子等配伍，用于治疗鼻多浊涕、鼻渊，取其上通于鼻，以散风寒的功效。此外，还具有明显的抗病毒作用。

特别提示

阴虚火旺者忌服。

功效主治

散风寒，通鼻窍。用于风寒头痛，鼻塞流涕，鼻衄，鼻渊。

主要成分

主含挥发油，有 β－蒎烯、橙花叔醇、桉油精等。

性状特征

呈长卵形，似毛笔头。基部常具短梗，梗上有类白色点状皮孔，苞片外表面密被灰白色或灰绿色茸毛，内表面类棕色，无毛。花被片9、棕色，外轮花被片3、条形，内两轮花被片6、每轮3、轮状排列。体轻，质脆。气芳香，味辛凉而稍苦。

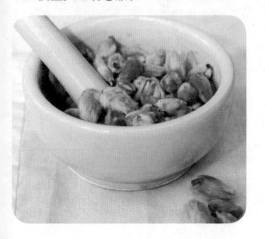

本草语录

治五脏，身体寒热，风头，脑痛，面酐……久服下气，轻身明目，增年耐老。

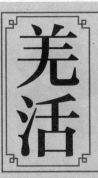

羌活

【别名】羌青、蚕羌、竹节羌、条羌。

【来源】伞形科植物羌活 Notopterygium incisum 或宽叶羌活 N. franchetii 的干燥根茎和根。

【产地】羌活主产于四川、云南、青海、甘肃等地，宽叶羌活主产于四川、青海、陕西、河南等地。此外，陕西、云南、新疆、西藏等地亦产。

【性味】性温，味辛、苦。

功效主治

解表散寒，祛风除湿，止痛。用于风寒感冒，头痛项强，风湿痹痛，肩背酸痛。

主要成分

宽叶羌活含挥发油。

性状特征

呈类圆形、不规则形横切或斜切片，表皮棕褐色至黑褐色，切面外侧棕褐色，木部黄白色，有的可见放射状纹理。体轻，质脆。气香，味微苦而辛。

【选购秘诀】以条粗壮、有隆起曲折环纹、断面质紧密、朱砂点多、香气浓郁者为佳。一般认为蚕羌的品质最优，竹节羌次之，大头羌最次。

【贮藏方法】置干燥处，防蛀。

【用法用量】内服：煎汤，3～9克；或入丸、散。

【药用价值】羌活挥发油有解热、镇痛、抗炎作用，可显著增加心肌营养性血流量，从而改善心肌缺血，还能对抗垂体后叶素引起的急性心肌缺血。另外，羌活挥发油还有一定的抗休克作用。用于治疗外感风寒。对有寒热、骨痛、头痛等表证者，尤为适宜。用于治疗风湿。凡有关节肌肉风湿，都可应用。

特别提示

血虚痹痛者忌服。

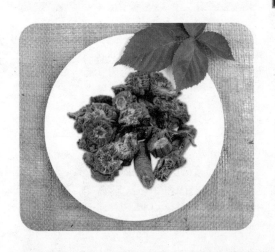

本草语录

疗诸贼风，百节痛风，无问九新。

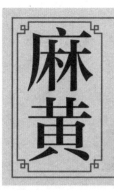

【别名】龙沙、卑相、草麻黄。

【来源】麻黄科植物草麻黄 *Ephedra sinica*、中麻黄 *E. intermedia* 或木贼麻黄 *E. equisetina* 的干燥草质茎。

【产地】主产于山西、河北、甘肃、辽宁、内蒙古、新疆、陕西、青海、吉林等地。

【性味】性温，味辛、微苦。

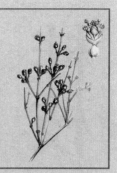

【选购秘诀】以干燥、茎粗、淡绿色、内心充实、味苦涩者为佳。

【贮藏方法】置通风干燥处，防潮、防晒、防变色，不宜久储。

【用法用量】内服：煎汤（宜先煎，去水面浮沫），1.5～6克；或入丸、散。

【药用价值】麻黄碱的血管收缩作用比较温和且持久，血管舒张作用很微弱，如用较大剂量能兴奋大脑皮质和呼吸中枢及血管运动中枢。麻黄碱还能解除支气管痉挛，收缩血管而升高血压，其作用缓进而持久，可达数小时。其中提取的麻黄挥发油，在体外试验对流感病毒有抑制作用。

特别提示

凡素体虚弱而自汗、盗汗、气喘者，均忌服。

功效主治

发汗散寒，宣肺平喘，利水消肿。用于风寒感冒，胸闷喘咳，风水浮肿。蜜麻黄润肺止咳，多用于表证已解，气喘咳嗽。

主要成分

含有麻黄碱、伪麻黄碱、挥发油等。

性状特征

呈圆柱形的段。表面淡黄绿色至黄绿色，粗糙，有细纵脊线，节上有细小鳞叶。切面中心显红黄色。气微香，味辛、微苦。

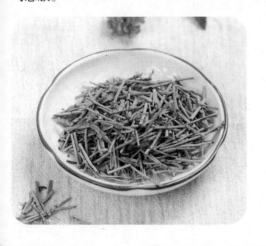

本草语录

治中风，伤寒，头痛。温疟，发表出汗，去邪热气，止咳逆上气。

桂枝

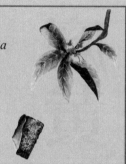

【别名】柳枝、桂枝尖。

【来源】樟科植物肉桂 *Cinnamomum cassia* 的干燥嫩枝。

【产地】主要分布于广东、广西等地。

【性味】性温，味辛、甘。

▌功效主治▐

发汗解肌，温通经脉，助阳化气，平冲降逆。用于风寒感冒，脘腹冷痛，血寒经闭，关节痹痛，痰饮，水肿，心悸，奔豚。

▌主要成分▐

桂皮油，其中主要含有桂皮醛、桂皮乙酸酯等。

▌性状特征▐

干燥的嫩枝，呈圆柱形，长15～100厘米，直径0.8～1厘米，外表棕红色或紫褐色。表面有枝痕、叶痕、芽痕，并有纵棱线、纵纹及横纹。质硬而脆，易折断。气清香，味甜、微辛。

【选购秘诀】以幼嫩、棕红色、气清香者为佳。

【贮藏方法】置于阴凉干燥处。

【用法用量】内服煎汤，3～10克。或入丸、散。

【药用价值】桂枝醇提取物在体外能抑制大肠杆菌、枯草杆菌及金黄色葡萄球菌。对白色葡萄球菌、肠炎沙门氏菌、霍乱弧菌等亦有抑制作用。体外试验桂枝煎剂对流感病毒有强力的抑制作用。桂皮醛可使皮肤血管扩张，调整血液循环，有利于散热和发汗。

特别提示

有口渴、唇燥、咽喉肿痛等热证、血证者不宜服用。孕妇忌服，月经过多时也不宜服用。

本草语录

治上气咳逆，结气，喉痹，吐呕。利关节，补中益气。久服通神，轻身，不老。

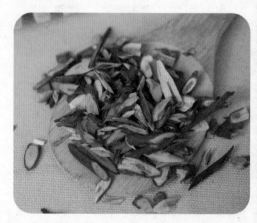

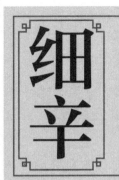

细辛

【别名】北细辛、辽细辛。

【来源】马兜铃科植物北细辛 *Asarum heterotropoides mandshuricum*、汉城细辛 *A. sieboldii seoulense* 或华细辛 *A. sieboldii* 的干燥根和根茎。

【产地】主产于东北地区。

【性味】性温，味辛。有小毒。

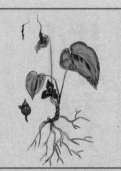

【选购秘诀】以色黄、叶绿、干燥、味辛辣且麻舌者为佳。

【贮藏方法】置于阴凉干燥处保存。

【用法用量】煎服 1～3 克，散剂每次服 0.5～1 克。外用适量。

【药用价值】本品对正常的体温升高有降低作用，镇痛作用也较为显著。细辛同其他中药合用，作为涂抹麻醉剂以拔牙，能取得较好效果；对溶血性链球菌、痢疾杆菌、伤寒杆菌有抑制作用。

特别提示

不宜与藜芦同用。

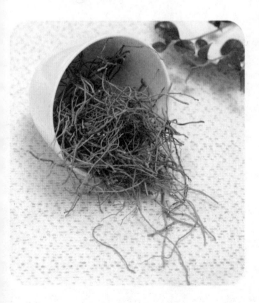

功效主治

解表散寒，祛风止痛，通窍，温肺化饮。用于风寒感冒，头痛，牙痛，鼻塞流涕，鼻鼽，鼻渊，风湿痹痛，痰饮咳喘。

主要成分

含有挥发油，其主要成分为甲基丁香酚、黄樟醚、优香芹酮、榄香素、细辛醚等。

性状特征

呈不规则的段。根茎呈不规则圆形，外表皮灰棕色，有时可见环形的节。根细，表面灰黄色，平滑或具纵皱纹。切面黄白色或白色。气辛香，味辛辣、麻舌。

本草语录

治咳逆，头痛，脑动，百节拘挛，风湿痹痛，死肌……久服明目，利九窍。

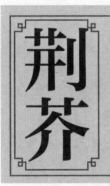

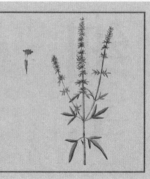

荆芥

【别名】假苏、姜苏。

【来源】唇形科植物荆芥 Schizonepeta tenuifolia 的干燥地上部分。

【产地】主产于甘肃、浙江、江西、湖北、河北等地。

【性味】性微温，味辛。

▌功效主治▐

解表散风，透疹，消疮。用于感冒，头痛，麻疹，风疹，疮疡初起。

▌主要成分▐

含有挥发油，其中主要成分为右旋薄荷酮、消旋薄荷酮、少量右旋柠檬烯、荆芥苷等。

▌性状特征▐

呈不规则的段。茎呈方柱形，表面淡黄绿色或淡紫红色，被短柔毛。切面类白色。叶多已脱落。穗状轮伞花序。气芳香，味微涩而辛凉。

【选购秘诀】以浅紫色、茎细、穗多而密者为佳。

【贮藏方法】放入干燥容器内，密闭，置于通风干燥处。

【用法用量】煎服，4.5～9克，不宜久煎。

【药用价值】本品具有发汗、解热、镇痛、抗炎、止血的作用。研究发现，荆芥醇提取物对甲型流感病毒感染小鼠死亡率具有显著的保护作用，死亡抑制率达40%～50%，实验证实荆芥醇提取物具有较好的抗 H1N1 病毒作用。

特别提示

表虚自汗、阴虚头痛忌服。

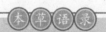
本草语录

治寒热鼠瘘，瘰疬生疮，破结聚气，下瘀血，除湿痹。

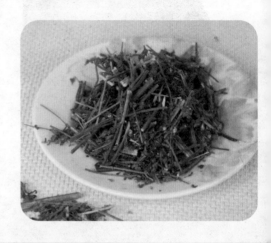

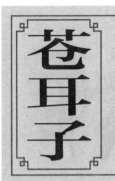

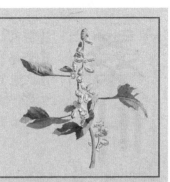

苍耳子

【别名】卷耳、苓耳、地葵。

【来源】菊科植物苍耳 *Xanthium sibiricum* 的干燥成熟带总苞的果实。

【产地】分布全国各地。

【性味】性温，味苦、辛。有毒。

【选购秘诀】以果实饱满、完整、干燥者为佳。

【贮藏方法】置通风干燥处保存。

【用法用量】内服，煎汤，3～10克，有毒。捣汁、熬膏或入丸、散。外用，捣敷、烧存性研末调敷或煎水洗。

【药用价值】祛风散湿，其作用为发汗、镇痛、抗菌、消炎，体外试验对金黄色葡萄球菌有抑菌作用。不良反应可有口渴、便秘等。常用于鼻窦炎、变应性鼻炎，配辛夷更能加强通窍的作用。

特别提示

不可同食猪肉。不可过服，否则易致中毒，中毒症状为恶心、呕吐、低血压、腹痛。

功效主治

散风寒，通鼻窍，祛风湿。用于风寒头痛，鼻塞流涕、鼻衄，鼻渊，风疹瘙痒，湿痹拘挛。

主要成分

全草含苍耳苷、黄质宁、苍耳明。此外，尚含查耳酮衍生物、水溶性苷、琥珀酸、延胡索酸等。

性状特征

果实呈纺锤形或卵圆形。表面黄绿色或黄棕色，生钩刺。外皮坚韧，内有2室，每室各1个小瘦果。瘦果略呈纺锤形，一面较平坦，果皮灰黑色，具纵纹，种皮浅灰色，膜质。气微弱，味微苦。

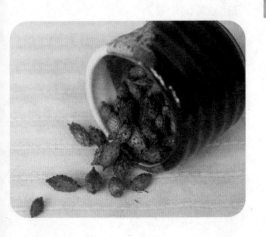

本草语录

主风头寒痛，风湿周痹，四肢拘挛痛，恶肉死肌。

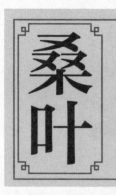

桑叶

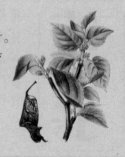

【别名】冬桑叶、霜桑叶。

【来源】桑科植物桑 *Morus alba* 的干燥叶。

【产地】全国大部分地区均产，以南部育蚕区产量较大。

【性味】性寒，味甘、苦。

功效主治

疏散风热，清肺润燥，清肝明目。用于风热感冒，肺热燥咳，头晕头痛，目赤昏花。

主要成分

含黄酮类、生物碱、香豆素以及多种氨基酸、有机酸、维生素、甾体化合物等。

性状特征

为不规则的破碎叶片。叶片边缘可见锯齿或钝锯齿，有的有不规则分裂。上表面黄绿色或浅黄棕色；下表面颜色稍浅，叶脉突出，小脉网状，脉上被疏毛，脉基具簇毛。质脆。气微，味淡、微苦涩。

【选购秘诀】以叶片完整、大而厚、色黄绿、质脆、无杂质者为佳。习惯应用桑叶以经霜者为好，称霜桑叶或冬桑叶。

【贮藏方法】置于干燥处，防霉、防尘。

【用法用量】内服煎汤，5～10克，或入丸、散。外用可煎水洗眼。蜜炙可增强润肺止咳的作用。

【药用价值】鲜桑叶煎剂体外实验对金黄色葡萄球菌、乙型溶血性链球菌、白喉杆菌和炭疽杆菌均有较强的抗菌作用，对大肠杆菌、伤寒杆菌、痢疾杆菌、绿脓杆菌也有一定的抗菌作用。煎剂还抑制钩端螺旋体的作用。还有降血糖作用。

特别提示

近年来的研究证明，桑叶还有良好的美容作用，特别是对脸部的痤疮、褐色斑有比较好的疗效。

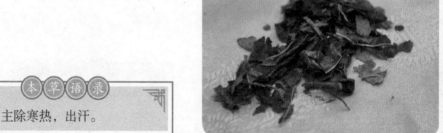

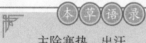

本草语录

主除寒热，出汗。

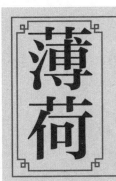
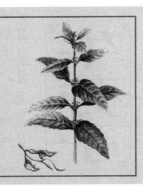

薄荷

【别名】龙脑薄荷。

【来源】为唇形科植物薄荷 *Mentha haplocalyx* 的干燥地上部分。

【产地】全国大部分地区均产，主产江苏、浙江、江西。

【性味】性凉，味辛。

【选购秘诀】以身干、无根、叶多、色绿、气味浓者为佳。

【贮藏方法】置于阴凉干燥处，密闭保存。温度 28℃以下。

【用法用量】煎服 3 ~ 6 克，在煎药时宜后下。

【药用价值】薄荷醇局部应用可治头痛、神经痛、瘙痒等。应用于皮肤，首先有凉感，以后有轻微刺灼感。多作为发汗解表的辅助药，适用于头痛、眼红、咽喉肿痛，以及中暑所致的头昏、发热、口渴、小便短赤等。本品还具有健胃祛风和消炎的作用。

特别提示

肺虚咳嗽、阴虚发热不宜用、哺乳期妇女一般不宜多用，因本品具有退乳的作用。

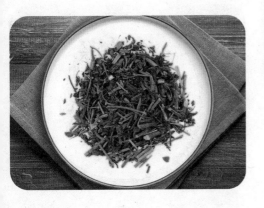

功效主治

疏散风热，清利头目，利咽，透疹，疏肝行气。用于风热感冒，风温初起，头痛，目赤，喉痹，口疮，风疹，麻疹，胸胁胀闷。

主要成分

新鲜叶含挥发油 0.8% ~ 1%，干茎叶含 1.3% ~ 2%。油中主要成分为薄荷醇，含量为 77% ~ 78%，其次为薄荷酮，含量为 8% ~ 12%，还含乙酸薄荷酯、柠檬烯、薄荷烯酮、树脂及少量鞣质、迷迭香酸。

性状特征

呈不规则的段。茎方柱形，表面紫棕色或淡绿色，具纵棱线，棱角处具茸毛。切面白色，中空。叶多破碎，上表面深绿色，下表面灰绿色，稀被茸毛。轮伞花序腋生，花萼钟状，先端 5 齿裂，花冠淡紫色。揉搓后有特殊清凉香气，味辛凉。

本草语录

治恶气腹胀满，霍乱，宿食不消，下气。

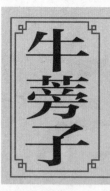

牛蒡子

【别名】鼠粘子、大力子、黑风子、毛锥子。

【来源】菊科植物牛蒡 *Arctium lappa* 的干燥成熟果实。

【产地】主产于河北、吉林、辽宁、浙江、黑龙江等地。此外，四川、河南、湖北、陕西等地亦产。以东北产量较大，浙江所产品质较优。

【性味】性寒，味辛、苦。

▌功效主治 ◀◀

疏散风热、宣肺透疹、消肿解毒。治风热咳嗽、咽喉肿痛、斑疹不透、风疹作痒、痈肿疮毒。

▌主要成分 ◀◀

含牛蒡苷，牛蒡酚A、牛蒡酚B，脂肪油等。

▌性状特征 ◀◀

呈长倒卵形，略扁，微弯曲。表面灰褐色，带紫黑色斑点，有数条纵棱，通常中间1～2条较明显。顶端钝圆，稍宽，顶面有圆环，中间具点状花柱残迹；基部略窄，着生面色较淡。果皮较硬。气微，味苦后微辛而稍麻舌。

【选购秘诀】以粒大、饱满、外皮灰褐色者为佳。

【贮藏方法】置于通风干燥处，防蛀。

【用法用量】内服煎汤，4.5～9克，或入散剂。外用可煎水含漱。

【药用价值】本品对治疗和预防咽喉肿痛有显著疗效。牛蒡子中含有的牛蒡苷元有抗癌活性，对运动神经及骨骼肌亦呈麻痹作用，有很轻度的利尿及泻下作用。取牛蒡子炒研成粉可以预防猩红热。

特别提示

气虚便溏者不宜使用，另外痘症、虚寒、气血虚弱者也要忌服。

本草语录

明目补中，除风伤。

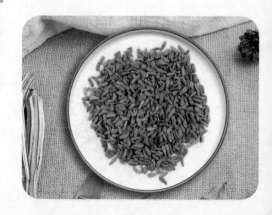

菊花

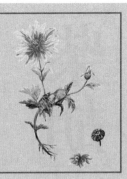

【别名】金精、甘菊、真菊、金荔、簪头菊、甜菊花。

【来源】为菊科植物 *Chrysanthemum morifolium* 的干燥头状花序。

【产地】我国东部、中部、西南部都广泛栽培。

【性味】性微寒，味甘、苦。

【选购秘诀】以滁菊和亳菊为药菊中佳品，杭白菊最适于泡茶用。各种菊花均以身干、色白（黄）、花朵完整而不散瓣、香气浓郁、无杂质者为佳。

【贮藏方法】储于干燥的容器中。

【用法用量】内服煎水，5～9克。

【药用价值】各种菊花均有一定的抗菌作用，以亳菊、怀菊作用最好。菊花用于清热、消炎、利尿的效果良好，能加速胆固醇代谢，预防高脂血症。

特别提示

气虚胃寒，食少泄泻患者，宜少用之。

功效主治

疏散风热，平肝明目，清热解毒。用于风热感冒，头痛眩晕，目赤肿痛，眼目昏花，疮痈肿毒。

主要成分

含有挥发油，包括菊花酮、龙脑、乙酸龙脑酯。并含有胆碱、水苏碱、刺槐素、木犀草苷、林波斯菊苷、菊苷。

性状特征

干燥头状花序，外层为数层舌状花，呈扁平花瓣状，中心由多数管状花聚合而成，基部有总苞，系由3～4层苞片组成。气清香，味甘、微苦。

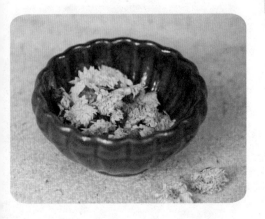

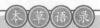

本草语录

久服利血气，轻身，耐老，延年。

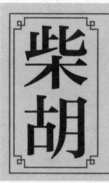

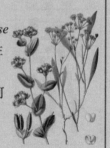

柴胡

【别名】地熏、山菜、茹草、柴草。

【来源】伞形科植物北柴胡 *Bupleurum chinense* 或狭叶柴胡 *B.scorzonerifolium* 的干燥根。按性状不同，分别习称"北柴胡"和"南柴胡"。

【产地】北柴胡主产于辽宁、甘肃、河北、河南。此外，陕西、内蒙古、山东等地亦产。

【性味】性微寒，味苦、辛。

功效主治

疏散退热，疏肝解郁，升举阳气。用于感冒发热，寒热往来，胸胁胀痛，月经不调，子宫脱垂，脱肛。

主要成分

含有挥发油、皂苷、植物甾醇、香豆素等。

性状特征

北柴胡：根部呈圆锥形，根头膨大，呈疙瘩状，不易折断，断面木质纤维性，黄白色。气微香，味微苦、辛。

南柴胡：又名软柴胡、香柴胡，外形与北柴胡相似，唯根较细，分枝少，多弯曲不直、易折断，呈淡棕色。具败油气。

【选购秘诀】以根条粗长、皮细、支根少者为佳。

【贮藏方法】置于通风干燥处保存。

【用法用量】内服，煎汤，3～10克；或入丸、散。

【药用价值】本品具有解热、镇静、镇痛的作用，还能缓解胸闷胁痛，开郁调经。对流感病毒有强烈的抑制作用。此外，又有抑制脊髓灰质炎病毒引起细胞病变的作用。

特别提示

凡阴虚所致的咳嗽、潮热者不宜用。

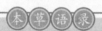

本草语录

治心腹，去肠胃中结气，饮食积聚，寒热邪气，推陈致新……久服轻身，明目，益精。

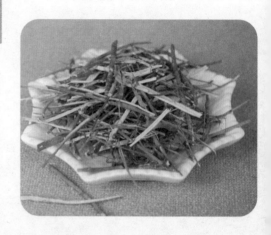

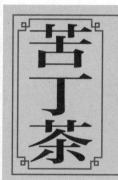

苦丁茶

【别名】苦丁茶。

【来源】冬青科植物大叶冬青 *Iilex latifolia* 的干燥叶。

【产地】主产于江浙、福建、广西等地。

【性味】性凉，味甘、苦。

【选购秘诀】以叶面光滑、有光泽、质厚、味苦为佳。

【贮藏方法】置于干燥的容器内。

【用法用量】内服：煎汤，1.5～9克，或入丸剂。外用：煎水熏洗。

【药用价值】本品不仅含有人体必需的多种氨基酸、维生素及锌、锰等微量元素，而且这些成分可促进人体对抗外界环境的改变，提高机体免疫力。苦丁茶还具有降血脂、增加冠状动脉血流量、改善心肌供血、抗动脉粥样硬化等作用。对心脑血管疾病患者的头晕、头痛、胸闷、乏力、失眠等症状均有较好的防治作用。

特别提示

由于其性苦凉，故风寒感冒、虚寒体质、慢性胃肠炎患者，以及经期女性和新产妇，不适宜饮用。

功效主治

疏风清热，活血。用于头痛，目赤口苦，鼻炎，中耳炎。

主要成分

大叶冬青叶中含熊果酸、蛇麻脂醇、蒲公英萜醇；果实中含熊果酸和蹄纹天竺素-3-木糖葡萄糖苷。

性状特征

呈长短不一的丝条状，横切者可长达6厘米，革质，叶缘具锐锯齿；两面黄绿色，上表面有光泽，主脉凹陷，下表面隆起。质脆，气微，味苦。

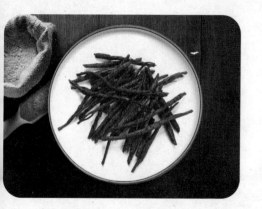

本草语录

逐风、活血，绝孕。

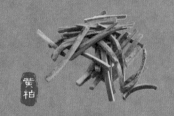

黄柏

清热，指清除邪热、虚热而使疾病治愈的治疗方法。实热，指的是由外感温邪或精神过度刺激、脏腑功能失调引起的热证。虚热，指的是因内伤劳损、阴虚而生的内热、虚火等证。

实热，临床表现一般为夜寐不安、心悸烦躁、头晕目眩、精神萎靡、痰积发热、瘀血发热、口舌糜烂、咽喉肿痛、牙龈出血、舌质红、脉实滑数、小便短赤而有热感等症。实热宜泻火，一般采用苦寒制火、清热解毒的方法来治疗。邪在气分的宜用辛凉清热类药物。热毒炽盛或夹湿的宜用苦寒清热类药物。

虚热，分为阴虚火旺和气虚火旺两种病状，各自适宜的药物也有所区别。

阴虚火旺：指的是虚火亢旺、阴液亏虚的症状。证候表现为盗汗、两颧潮红、形体消瘦、口燥咽干、心烦失眠、咯血、衄血、小便短黄、大便燥结、舌红、脉细数等。阴虚火旺宜养阴以清热，适用具有滋阴养血、生津类功效的清热药物来治疗。

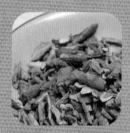

气虚火旺：指的是指脏腑气虚，失于滋养、虚热内生的症状。证候表现为全身燥热、自汗、身倦无力、舌淡苔薄、烦躁失眠、两眼红赤，妇女还会出现经闭、乳房胀痛等症状。由肝热所引起的各种眼病宜用清热明目类药物治疗，由阴阳气血虚亏引起的发热、骨蒸劳热等症宜用清退虚热类药物，由肺热、胃热引起的各种症状宜用清热泻火类药物。

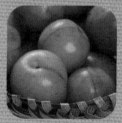

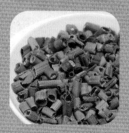

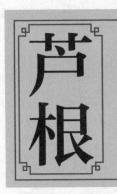

芦根

【别名】苇根。

【来源】禾本科植物芦苇 *Phragmites communis* 的新鲜和干燥根茎。

【产地】全国各地均有生长。

【性味】性寒，味甘。

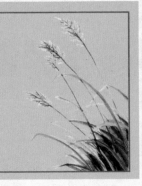

功效主治

清热泻火，生津止渴，除烦，止呕，利尿。用于热病烦渴，肺热咳嗽，肺痈吐脓，胃热呕哕，热淋涩痛。

主要成分

芦根含薏苡素，以及蛋白质、脂肪、碳水化合物、天冬酰胺。

性状特征

鲜芦根：呈长圆柱形或扁圆柱形，长短不一，直径约1.5厘米。表面黄白色，有光泽，形似竹笋。全体有节，质轻而韧，中空。气无、味甘。

干芦根：呈压扁的长圆柱形。表面有光泽，黄白色，节部较硬，呈红黄色。味微甘。

【选购秘诀】以条粗壮、黄白色、有光泽、无须根、质嫩者为佳。

【贮藏方法】干芦根放于蒲包、竹篓中，置通风干燥处，防霉。鲜芦根置阴凉潮湿处。

【用法用量】内服，煎汤，15～30克（鲜者60～120克）；或捣汁。

【药用价值】芦根所含薏苡素有解热、镇痛的作用，还可使血糖略有下降，抑制心脏收缩。其清热作用主要为清肺热、胃热。在治疗上呼吸道炎症、急性支气管炎、肺炎、肺脓疡的方剂中，本品很常用。

特别提示

脾胃虚寒者忌服。

本草语录

疗反胃呕逆不下食、胃中热，伤寒内热，弥良。

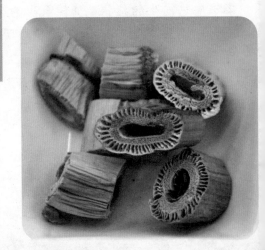

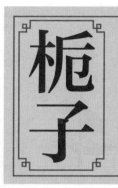

栀子

【别名】黄栀子、香栀。

【来源】茜草科植物栀子 *Gardenia jasminoides* 的干燥成熟果实。

【产地】主产于浙江、江西、湖南、湖北。

【性味】性寒，味苦。

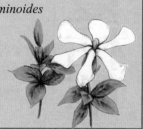

【选购秘诀】以体小、完整、仁饱满、内外色红者为佳。

【贮藏方法】置干燥容器内，密闭保存。

【用法用量】内服，煎汤，6～10克，鲜品用量加倍；或捣汁使用，或入丸、散。外用，研末调敷。

【药用价值】栀子水煎剂或冲服剂可对胆囊有明显的收缩作用，有利胆、去黄疸的作用。还具有镇静、降压的作用，对多种真菌亦有抑制作用，水煎剂能杀死钩端螺旋体。在体外，栀子煎剂能使血吸虫停止活动。

特别提示

脾虚便溏者忌服。

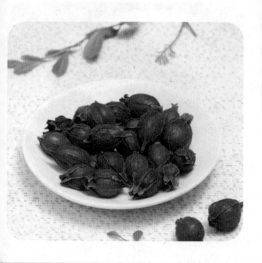

功效主治

泻火除烦，清热利湿，凉血解毒；外用消肿止痛。用于热病心烦，湿热黄疸，淋证涩痛，血热吐衄，目赤肿痛，热毒疮疡；外治扭挫伤痛。

主要成分

含栀子苷、羟异栀子苷、山栀苷、栀子新苷等多种类环烯醚萜苷以及绿原酸、色素等。

性状特征

干燥果实长卵圆形或椭圆形。表面深红色或红黄色，具有5～8条纵棱。顶端残存萼片，另一端稍尖，有果柄痕。果皮薄而脆，内表面红黄色，有光泽，具2～3条隆起的假隔膜，内有多数种子，集结成团。气微、味苦。

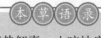

本草语录

清热解毒，止咳祛痰。

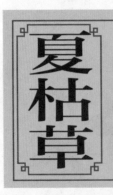

夏枯草

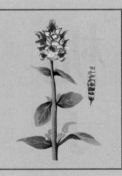

【别名】棒槌草、牛枯草。

【来源】唇形科植物夏枯草 *Prunella vulgaris* 的干燥果穗。

【产地】主产于江苏、安徽、浙江、河南等地，其他各省亦产。

【性味】性寒，味苦、辛。

功效主治

清肝泻火，明目，散结消肿。用于目赤肿痛，目珠夜痛，头痛眩晕，瘰疬，瘿瘤，乳痈，乳癖，乳房胀痛。

主要成分

全草含三萜皂苷，游离的齐墩果酸、熊果酸、芸香苷、金丝桃苷、维生素C、维生素K、胡萝卜素、树脂、鞣质、挥发油、生物碱、水溶性盐类等。

性状特征

呈圆柱形，略扁；淡棕色至棕红色。全穗由数轮至10数轮宿萼与苞片组成，外表面有白毛。每一苞片内有花3朵，花冠多已脱落，宿萼二唇形，内有小坚果4枚，卵圆形，棕色，尖端有白色突起。体轻。气微，味淡。

【选购秘诀】以色紫褐、穗大者为佳。

【贮藏方法】置通风干燥处。

【用法用量】内服，煎汤，9～15克；熬膏或入丸、散。外用，煎水洗或捣敷。

【药用价值】夏枯草茎、叶、穗及全草均有降压作用，穗之作用较弱。夏枯草煎剂对痢疾杆菌、伤寒杆菌、霍乱弧菌、大肠杆菌、变形杆菌、葡萄球菌和链球菌有抑制作用。

特别提示

脾胃虚弱者慎服。

本草语录

治寒热瘰疬，鼠瘘，头疮，破症，散瘿结气，脚肿，湿痹，湿痹，轻身。

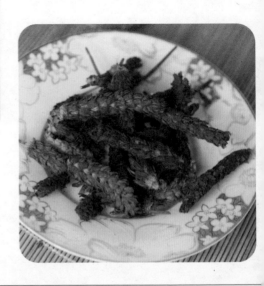

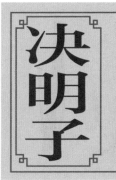

决明子

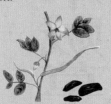

【别名】狗屎豆、假绿豆、芹决、羊角豆、羊尾豆。

【来源】豆科植物钝叶决明 Cassia obtusifolia 或决明（小决明）C. tora 的干燥成熟种子。

【产地】主产于安徽、广西、四川、浙江、广东等地。

【性味】性微寒，味甘、苦、咸。

【选购秘诀】以颗粒均匀、饱满、黄褐色者为佳。

【贮藏方法】置通风干燥处。

【用法用量】内服，煎汤，9 ~ 15 克；或研末。外用研末调敷。

【药用价值】决明子具有降压的作用。种子的醇提取物对葡萄球菌、白喉杆菌及伤寒、副伤寒、大肠杆菌等均有抑制作用。此外，决明子还具有抗真菌的作用，其水浸剂对许兰毛癣菌、奥杜盎小芽孢癣菌等皮肤真菌有不同程度的抑制作用。

特别提示

脾虚、泄泻及低血压的患者都不宜服用。

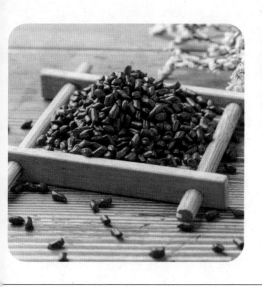

功效主治 «

清热明目，润肠通便。用于目赤涩痛，畏光多泪，头痛眩晕，目暗不明，大便秘结。

主要成分 «

新鲜种子含大黄酚、大黄素、芦荟大黄素、大黄酸、大黄素葡萄糖苷、大黄素蒽酮、大黄素甲醚、决明素、橙黄决明素，以及新月孢子菌玫瑰色素、决明松、维生素 A。

性状特征 «

略呈菱方形或短圆柱形，两端平行倾斜。表面绿棕色或暗棕色，平滑有光泽。一端较平坦，另端斜尖，背腹面各有 1 条突起的棱线，棱线两侧各有 1 条斜向对称而色较浅的线形凹纹。质坚硬，不易破碎。气微，味微苦。

本草语录

治青盲，目淫肤，赤白膜，眼赤痛，泪出，久服益精光。

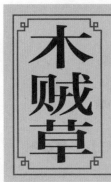
木贼草

【别名】木贼、无心草。

【来源】木贼科植物木贼 *Equisetum hyemale* 的干燥地上部分。

【产地】主要产于东北及陕西、湖北等地。

【性味】性平，味苦、甘。

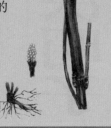

功效主治

疏散风热，明目退翳。用于风热目赤，迎风流泪，目生云翳。

主要成分

含有挥发油、酚酸类成分、黄酮类成分、酯类成分、生物碱成分，以及较大量的葡萄糖、果糖、氨基酸及锰、硫、钙、锌等微量元素。

性状特征

干燥全草，呈长管状，中空有节，不分枝。表面灰绿色或黄绿色，有多数纵棱，触之有粗糙感。节处有筒状深棕色的鳞叶。质脆，易折断。气微，味甘淡、微涩。

【选购秘诀】茎粗长、色绿、质厚、不脱节者为佳。

【贮藏方法】置于通风干燥处保存。

【用法用量】内服，煎汤，3～10克；或入丸、散。外用，研末撒。

【药用价值】本品具有降压、镇静、镇痛作用，能抑制血小板聚集并减轻血栓重量，能缩短凝血及出血时间。木贼草的氯仿提取物有利尿作用。木贼草煎剂能明显降低血清胆固醇和低密度脂蛋白，明显升高高密度脂蛋白，并能延缓动脉粥样硬化。木贼草的水醇提取物还具有一定的抗衰老作用。

特别提示

气血虚弱者慎服。

本草语录

木贼草，首主目疾，及退翳膜，益肝胆而明目也。

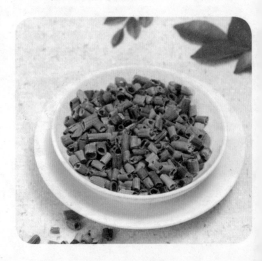

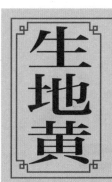

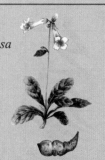

生地黄

【别名】地髓、原生地、山烟、山白菜。
【来源】玄参科植物地黄 Rehmannia glutinosa 的干燥块根。
【产地】主产于河南省。
【性味】性寒，味甘。

【选购秘诀】以加工精细、体大、体重、质柔软油润、断面乌黑、味甜者为佳。

【贮藏方法】置通风干燥处。

【用法用量】煎服，10～15克。鲜品用量加倍，或以鲜品捣汁入药。

【药用价值】其提取物有促进血液凝固的作用。还具有强心作用，主要作用于心肌，且能利尿，故有助于解热。生地黄对于降低血糖也有显著疗效。

特别提示

脾虚湿滞、便溏者不宜使用。气血虚弱的孕妇和胃肠虚弱者，不要用生地黄。

功效主治

生地黄：清热凉血，养阴生津。用于热入营血，温毒发斑，吐血衄血，热病伤阴，舌绛烦渴，津伤便秘，阴虚发热，骨蒸劳热，内热消渴。

主要成分

主含环烯醚苷类，此外，还含有糖类，如水苏糖、葡萄糖、蔗糖、半乳糖和地黄多糖 RPS-b，以及 20 余种氨基酸等。

性状特征

呈不规则的圆形或长圆形块状，长6～12厘米，直径2～6厘米；表面灰棕色或灰黑色。质柔软，干后则坚实，体重，不易折断，断面平坦，紫黑色或乌黑色而光亮，显油润。气微香，味微甜。

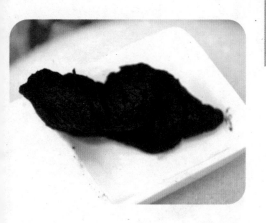

本草语录

主折跌绝筋，伤中。逐血痹，填骨髓，长肌肉。作汤，除寒热积聚。除痹。

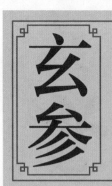

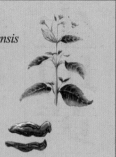

玄参

【别名】乌元参、黑参、野脂麻、元参。

【来源】玄参科植物玄参 *Scrophularia ningpoensis* 的干燥根。

【产地】主产于浙江、四川、湖北。此外，贵州、湖南、江西等地亦产。以浙江产量大，质量好。

【性味】性微寒，味甘、苦、咸。

功效主治

清热凉血，滋阴降火，解毒散结。用于热入营血，温毒发斑，热病伤阴，舌绛烦渴，津伤便秘，骨蒸劳嗽，目赤，咽痛，白喉，瘰疬，痈肿疮毒。

主要成分

含环烯醚萜类成分，如哈巴苷、哈巴俄苷等。还含有微量的挥发油、氨基酸、生物碱、糖类等。

性状特征

干燥根圆柱形，有的弯似羊角。中部肥满，两头略细。表面灰黄色或灰褐色，有顺纹及抽沟。顶端有芦头均已修齐，下部钝尖。质坚实，不易折断。无臭，或微有焦糊气，味甘、微苦，嚼之柔润。

【选购秘诀】以支条肥大、皮细、肉色乌黑者为佳。

【贮藏方法】置干燥处，防霉，防蛀。

【用法用量】内服，煎汤，9～15克；或入丸、散。外用，捣敷或研末调敷。

【药用价值】玄参有轻度的强心作用。对促进局部灌注循环而消除炎症有一定的作用。还可以降压，镇静、抗惊和使血糖略微降低。

特别提示

脾胃有湿及脾虚便溏者忌服。

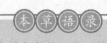

治浮中寒热积聚，女子产乳余疾。补肾气，令人目明。

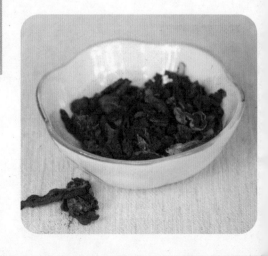

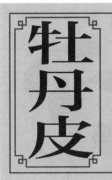

牡丹皮

【别名】牡丹根皮、丹皮。

【来源】毛茛科植物牡丹 *Paeonia suffruticosa* 的干燥根皮。

【产地】主产于安徽、四川、甘肃、陕西、湖北、湖南、山东、贵州等地。此外，云南、浙江亦产。以四川、安徽产量最大。

【性味】性微寒，味辛、苦。

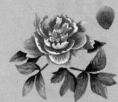

【选购秘诀】以条粗长、皮厚、粉性足、香气浓、结晶状物多者为佳。

【贮藏方法】置于干燥处保存。

【用法用量】内服，煎汤，6～12克；或入丸、散。

【药用价值】对伤寒杆菌、大肠杆菌、金黄色葡萄球菌、肺炎球菌等有较强的抗菌作用，对白喉杆菌也有抑制作用。牡丹皮水煎剂有降压的作用。此外，牡丹皮水提物及芍药酚均能抑制血小板花生四烯酸产生血栓素 A_2，进而抑制血小板聚集，具有抗血栓作用。本品还有活血通经的作用，能泄热消瘀。

特别提示

血虚有寒、孕妇及月经过多者慎服。

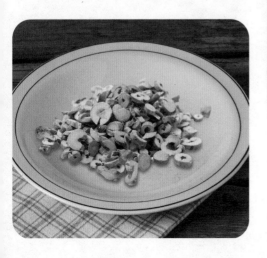

功效主治

清热凉血，活血化瘀。用于热入营血，温毒发斑，吐血衄血，夜热早凉，无汗骨蒸，经闭痛经，跌扑伤痛，痈肿疮毒。

主要成分

含牡丹酚、牡丹酚苷、牡丹酚原苷、芍药苷、挥发油等。

性状特征

连丹皮：根皮呈圆筒状、半筒状，有纵剖开的裂缝，两边向内卷曲，外表灰褐色或黄褐色；内表淡棕色或灰黄色，有纵细纹理及发亮的结晶状物。质硬而脆。嚼之有特殊香气，稍有麻舌感，味微苦。

刮丹皮：又名粉丹皮，表面稍粗糙，红棕色或淡灰黄色。其他均与连丹皮相同。

本草语录

治寒热，中风瘛疭，痉，惊痫，邪气，除症坚，瘀血留舍肠胃，安五脏，疗痈疮。

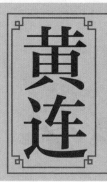

黄连

【别名】鸡爪连、川连、雅连。

【来源】毛茛科植物黄连 *Coptis chinensis*、三角叶黄连 *C. deltoidea* 或云连 *C. teeta* 的干燥根茎。以上三种分别习称"味连""雅连""云连"。

【产地】主产于四川、云南、湖北。

【性味】性寒，味苦。

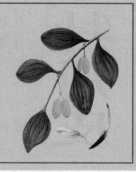

功效主治

清热燥湿，泻火解毒。用于湿热痞满，呕吐吞酸，泻痢，黄疸，高热神昏，心火亢盛，心烦不寐，心悸不宁，血热吐衄，目赤，牙痛，消渴，痈肿疔疮；外治湿疹，湿疮，耳道流脓。酒黄连善清上焦火热，用于目赤、口疮。姜黄连清胃和胃止呕，用于寒热互结、湿热中阻、痞满呕吐。萸黄连舒肝和胃止呕，用于肝胃不和、呕吐吞酸。

主要成分

主含异喹啉生物碱，主要有小檗碱、黄连碱、甲基黄连碱、巴马汀等；酚性成分有阿魏酸、绿原酸等。

性状特征

呈不规则的薄片。外表皮灰黄色或黄褐色，粗糙，有细小的须根。切面或碎断面鲜黄色或红黄色，具放射状纹理，气微，味极苦。

本草语录

治热气，目痛，眦伤泣出，明目，肠澼，腹痛，下痢，妇人阴中肿痛。

【选购秘诀】以条肥壮、连珠形、质坚实、断面红黄色、无残茎及须根、极苦的为佳。

【贮藏方法】置通风干燥处。

【用法用量】内服，煎汤，1.5～3克；或入丸、散。外用，研末调敷、煎水洗或浸汁点眼。

【药用价值】体外实验证明，小檗碱对溶血性链球菌、脑膜炎球菌、肺炎球菌、霍乱弧菌、炭疽杆菌以及金黄色葡萄球菌皆有较强的抑菌作用；对痢疾杆菌、白喉杆菌、枯草杆菌、甲型溶血性链球菌均有抑制作用。还有降血压和利胆作用。

特别提示

凡阴虚烦热、胃虚呕恶、脾虚泄泻、五更泄泻者慎服。

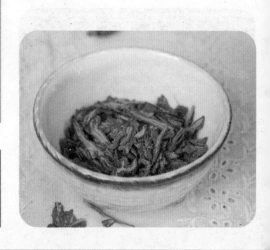

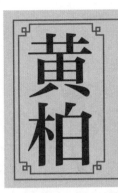

【别名】川黄柏、檗木、黄檗。

【来源】芸香科植物黄皮树 Phellodendron chinense 的干燥树皮。

【产地】主产于四川、贵州、湖北、云南。此外，湖南、甘肃、广西亦产。

【性味】性寒，味苦。

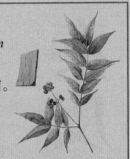

【选购秘诀】以色鲜黄、粗皮去净、皮厚、瘰块均匀、纹细、断面色黄者为佳。

【贮藏方法】置通风干燥处，盐黄柏、酒黄柏应置于容器内密闭。

【用法用量】内服，煎汤，4.5 ~ 15 克；或入丸、散。外用，研末调敷或煎水浸渍。

【药用价值】黄柏抗炎的有效成分为小檗碱。体外试验对金黄色葡萄球菌、肺炎球菌、白喉杆菌、甲型溶血性链球菌、痢疾杆菌等均有效。此外，本品还具有降压、消炎、利尿、健胃的作用，外用能促进皮下出血吸收。

特别提示

脾虚泄泻、胃弱食少者忌服。

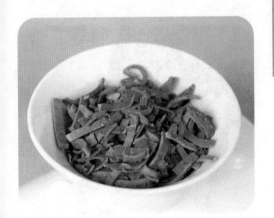

功效主治

清热燥湿，泻火除蒸，解毒疗疮。用于湿热泻痢，黄疸尿赤，带下阴痒，热淋涩痛，脚气痿躄，骨蒸劳热，盗汗，遗精，疮疡肿毒，湿疹湿疮。盐黄柏滋阴降火，用于阴虚火旺、盗汗骨蒸。

主要成分

黄柏含小檗碱、药根碱、木兰花碱、黄柏碱、N-甲基大麦芽碱、掌叶防己碱、蝙蝠葛碱等生物碱。

性状特征

呈稍弯曲的板片状，边缘不整齐，长宽不一。外表面深黄色，较平坦，有纵棱线及棕色皮孔；内表面灰黄色或黄色。质坚硬而轻，易折断，断面纤维性，呈片状分裂，深黄色。气微，味极苦，嚼之有黏性，能使水染黄色。

本草语录

治五脏肠胃中结热，黄疸，肠痔，止泄痢，女下漏下赤白，阴伤，蚀疮。

秦皮

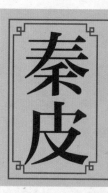

【别名】岑皮、蜡树皮。

【来源】木犀科植物苦枥白蜡树 *Fraxinus rhynchophylla*、白蜡树 *F.chinensis*、尖叶白蜡树 *F. szaboana.* 或宿柱白蜡树 *F. stylosa* 的干燥枝皮或干皮。

【产地】东北、河北、四川、河南、内蒙古、陕西、山西等地。

【性味】性寒，味苦、涩。

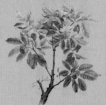

功效主治

清热燥湿，收涩止痢，止带，明目。用于湿热泻痢，赤白带下，目赤肿痛，目生翳膜。

主要成分

含秦皮乙素和秦皮甲素等香豆素类成分，还有鞣质、甘露醇及生物碱。

性状特征

干燥的枝皮：呈卷筒状或槽状长条形。表面灰褐色或灰黑色。外皮不平滑，有浅色斑点；内面黄白色或棕色，有光泽。质硬、易折断。无臭、味苦。

干燥的干皮：为长条状块片，不成卷。外皮灰棕色，有红棕色斑点，成不规则的斑纹，余与枝皮同。

【选购秘诀】以条长、外皮薄而光滑、顺直、身干者为佳。

【贮藏方法】置于阴凉、干燥通风处。

【用法用量】内服，煎汤，6～12克；或入丸剂。外用，煎水洗。

【药用价值】试验证明，秦皮具有很好的抗炎抑菌作用，还有较好的利尿、抗凝血作用。秦皮煎剂溶液能吸收紫外线，故能保护皮肤免受日光照射之损伤。

特别提示

脾胃虚寒者忌服。

本草语录

主风寒湿痹，洒洒寒气，除热，目中青翳，白膜。久服头不白。

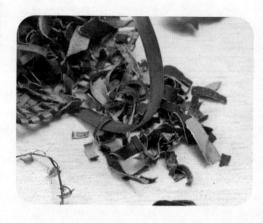

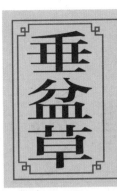

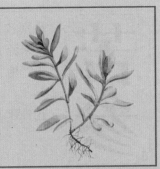

【别名】狗牙齿。

【来源】景天科植物垂盆草 Sedum sarmentosum 的干燥全草。

【产地】主产于浙江、江苏。

【性味】性凉，味甘、淡。

【选购秘诀】以选清爽无泥土、干净者为佳。

【贮藏方法】置于阴凉、干燥通风处。

【用法用量】内服，煎汤，15～30克；或入丸、散。外用，研末调敷或煎水浸渍。

【药用价值】全草入药，有清热解毒、消肿利尿、排脓生肌的功效。临床上可用来治疗烫火伤、痈肿恶疮、乳腺炎、腮腺炎、丹毒、疱疖等，一般采集鲜草，洗干净，捣烂外敷，日换2次，数日即愈。临床证明垂盆草苷是降低血清谷丙转氨酶的有效成分。

特别提示

　　垂盆草为民间治疗疮痈及蛇毒咬伤的常用药，但一般中药店不备，故过去在临床上很少应用。

▌功效主治 ◀◀

　　利湿退黄，清热解毒。用于湿热黄疸，小便不利，痈肿疮疡。

▌主要成分 ◀◀

　　含垂盆草苷，尚含景天庚糖、葡萄糖、果糖、蔗糖等。

▌性状特征 ◀◀

　　本品茎纤细，长可达20厘米以上，部分节上可见纤细的不定根。3叶轮生，叶片倒披针形至矩圆形，绿色，肉质，长1.5～2.8厘米、宽0.3～0.7厘米，先端近急尖，基部急狭、有距。

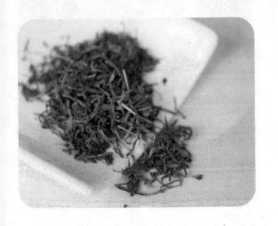

本草语录

　　利小便，敷火疮肿痛，汤火症，退湿热，兼治淋症。

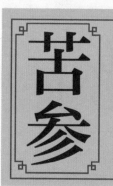

苦参

【别名】苦骨、川参、牛参。

【来源】为豆种植苦参 *Sophora flavescens* 的干燥根。

【产地】全国各地均产，以山西、湖北、河南、河北产量较大。

【性味】性寒，味苦。

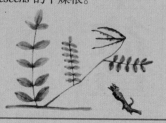

功效主治 «

清热燥湿、杀虫。治热毒血痢、肠风下血、黄疸、赤白带下、小儿肺炎、疳积、急性扁桃体炎、痔漏、脱肛、皮肤瘙痒、疥癞恶疮、阴疮湿痒、瘰疬、烫伤。外治滴虫性阴道炎。

主要成分 «

根含多种生物碱：苦参碱、氧化苦参碱；还含黄酮类：黄腐醇；茎、叶含木犀草素 -7- 葡萄糖苷。

性状特征 «

呈类圆形或不规则形的厚片。外表皮灰棕色或棕黄色，有时可见横长皮孔样突起，外皮薄，常破裂反卷或剥落，剥落处显黄色或棕黄色，光滑。切面黄白色，纤维性，具放射状纹理和裂隙，有的可见同心性环纹。气微，味极苦。

【选购秘诀】以整齐、色黄白、味苦者为佳。

【贮藏方法】置于干燥通风处。

【用法用量】内服，煎汤，5 ~ 10 克；或入丸、散。外用，煎水洗。

【药用价值】苦参煎剂及其中所含之苦参碱，给家兔口服或注射，皆可产生利尿作用。水浸剂在体外对某些常见的皮肤真菌有不同程度的抑制作用。醇浸膏在体外尚有抗滴虫作用，强度弱于黄连，而与蛇床子相近。

特 别提示

脾胃虚寒者忌服。

本草语录

主心腹结气，症瘕积聚，黄疸，溺有余沥。逐水，除痈肿，补中，明目，止泪。

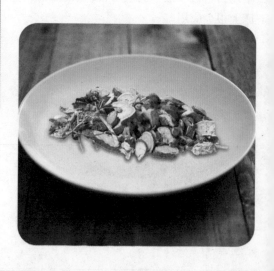

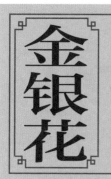

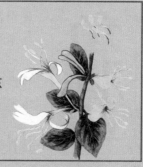

金银花

【别名】忍冬花、银花、鸳鸯花。

【来源】为忍冬科植物忍冬 *Lonicera japonica* 的干燥花蕾或带初开的花。

【产地】我国大部分地区均产，以山东产量最大、河南产的质量较佳。

【性味】性寒，味甘。

【选购秘诀】以花未开放、色黄白、肥大者为佳。

【贮藏方法】置于干燥处、防潮、防蛀。

【用法用量】内服，煎汤，6～16克；或入丸、散。外用，研末调敷。

【药用价值】在体外对多种细菌均有抑制作用。一般而言，对沙门氏菌属作用较强，尤其对伤寒及副伤寒杆菌在体外有较强的抑制作用。对慢性气管炎中某些常见细菌也有抑制作用。此外，还能减少肠道对胆甾醇的吸收，延缓呼吸道病毒对细胞的侵入作用。

特别提示

脾胃虚寒及气虚、疮疡脓清者忌服。

功效主治

清热解毒，疏散风热。用于痈肿疔疮，喉痹，丹毒，热毒血痢，风热感冒，温病发热。

主要成分

含黄酮类成分，为木犀草素和木犀草素-7-葡萄糖苷，以及绿原酸和异绿原酸、皂苷及挥发油等。

性状特征

干燥花蕾呈长棒状，略弯曲，长2～3厘米，上部较粗，直径1.5～3毫米。外表黄色或黄褐色，被有短柔毛及腺毛。基部有绿色细小的花萼，5裂，裂片三角形，有毛。花冠唇形，雌雄蕊呈须状伸出。

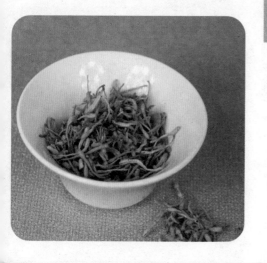

本草语录

主寒热身肿。久服轻身，长年益寿。

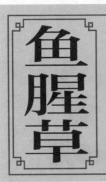

鱼腥草

【别名】折耳根、臭带味、秋打尾。

【来源】三白草科植物蕺菜 *Houttuynia cordata* 的新鲜全草或干燥地上部分。

【产地】主产于浙江、江苏、湖北。此外，安徽、福建、四川、广东、广西、湖南、贵州、陕西等地亦产。

【性味】性微寒，味辛。

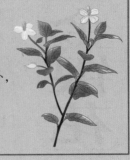

功效主治

清热解毒，消痈排脓，利尿通淋。用于肺痈吐脓，痰热喘咳，热痢，热淋，痈肿疮毒。

主要成分

全草含挥发油，油中含抗菌成分鱼腥草素、甲基正壬酮、月桂烯、月桂醛。花穗、果穗含异槲皮苷。根茎挥发油亦含鱼腥草素。

性状特征

干燥的全草极皱缩。茎扁圆柱形或类圆柱形，扭曲且细长。表面淡红褐色至黄棕色，具皱纹或细沟纹，节明显可见，近下部的节上有须根痕迹残存。叶片极皱缩而卷折，上表面暗黄绿色。花穗少见。质稍脆、易碎。微具鱼腥气，新鲜者更为强烈。

【选购秘诀】以叶多、色绿、有花穗、鱼腥气浓的为佳。

【贮藏方法】置干燥处。

【用法用量】15 ～ 25 克，不宜久煎；鲜品用量加倍，水煎或捣汁服。外用适量，捣敷或煎汤熏洗患处。

【药用价值】鱼腥草具有抗菌、抗病毒的作用，还有镇痛、止血、抑制浆液分泌、促进组织再生的作用。鱼腥草素在体外试验对卡他球菌、流感杆菌、肺炎球菌、金黄色葡萄球菌有明显抑制作用。从鱼腥草中提取出一种油状物，对许多微生物生长都有抑制作用，特别是对酵母和真菌。

特别提示

虚寒及阴性外疡忌服。

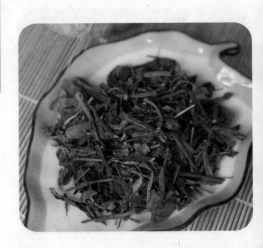

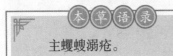

本草语录

主蠼螋溺疮。

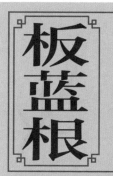

板蓝根

【**别名**】靛青根、蓝靛根、靛根。

【**来源**】十字花科植物菘蓝 *Isatis indigotica* 的干燥根。

【**产地**】主产于江苏、河北、湖南、江西、广西、广东等地。

【**性味**】性寒，味苦。

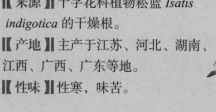

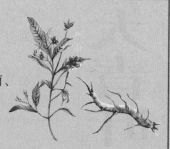

【**选购秘诀**】以条长、粗细均匀者为佳。

【**贮藏方法**】置于干燥通风处保存。

【**用法用量**】内服，煎汤，9～15克。

【**药用价值**】水浸液对枯草杆菌、金黄色葡萄球菌、大肠杆菌、伤寒杆菌、副伤寒杆菌、痢疾杆菌、肠炎杆菌等都有抑制作用。1：100以上的板蓝根或大青叶，在试管内均有杀钩端螺旋体的作用。本品还具有提高免疫功能、抗肿瘤、抗白血病的作用。对于单纯性疱疹性口炎、急性细菌性结膜炎也有治疗作用。

特别提示

体虚而无实火热毒者忌服。

▍功效主治

清热解毒，凉血利咽。用于温疫时毒，发热咽痛，温毒发斑，痄腮，烂喉丹痧，大头瘟疫，丹毒，痈肿。

▍主要成分

根部含靛苷、靛红、板蓝根结晶乙、板蓝根结晶丙、板蓝根结晶丁。根中氨基酸有精氨酸和亮氨酸。又含芥子苷。

▍性状特征

呈细长圆柱形，表面浅灰黄色，粗糙，有纵皱纹及支根痕，根头部略膨大，顶端有一凹窝，周边有暗绿色的叶柄残基，较粗的根并现密集的疣状突起及轮状排列的灰棕色的叶柄痕。质坚实而脆，断面皮部黄白色，木部黄色。气微弱，味微苦。

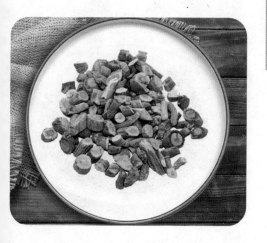

本草语录

主解诸毒，杀蛊蚑，注痊鬼，螫毒。久服头不白，轻身。

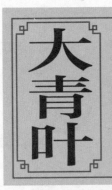

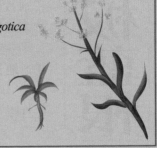

大青叶

【别名】大青。

【来源】十字花科植物菘蓝 *Isatis indigotica* 的干燥叶。

【产地】主产于江苏、安徽、河北、河南、浙江等地。

【性味】性寒，味苦。

▌功效主治

清热解毒，凉血消斑。用于温病高热，神昏，发斑发疹，痄腮，喉痹，丹毒，痈肿。

▌主要成分

含菘蓝苷（易水解成靛蓝和靛玉红），尚含芥苷、新芥苷、吲哚醇和氧化酶等。

▌性状特征

为不规则的碎段。叶片暗灰绿色，叶上表面有的可见色较深稍突起的小点；叶柄碎片淡棕黄色。质脆。气微，味微酸、苦、涩。

【选购秘诀】以叶大、无柄、色暗灰绿者为佳。

【贮藏方法】置干燥通风处，防霉。

【用法用量】内服，煎汤，9～15克，鲜者50～100克。外用，捣敷或煎水洗。

【药用价值】对金黄色葡萄球菌有较强的抑菌作用，对白喉杆菌有较好的抗菌作用。本品常用于治疗瘟疫热毒、风热、斑疹，可杀疳蚀、金疮箭毒。对治疗过敏性皮炎、蛇伤、牙痛、肺结核、肠炎也有很好的疗效。

特别提示

脾胃虚寒者忌服。

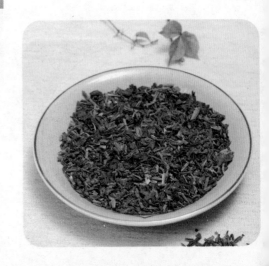

本草语录

主时气头痛，大热，口疮。

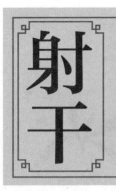

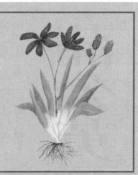

射干

【别名】乌扇、扁竹。

【来源】为鸢尾科植物射干 *Belamcanda chinensis* 的干燥根茎。

【产地】主产湖北、河南、江苏、安徽、湖南、浙江。

【性味】性寒，味苦。

【选购秘诀】以肥壮、肉色黄、无毛须者为佳。

【贮藏方法】置于阴凉、干燥通风处。

【用法用量】内服，煎汤，3～10克；或入丸、散。外用，研末调敷或煎水浸渍。

【药用价值】射干煎剂或浸剂在试管中对常见的致病性皮肤癣菌有抑制作用。射干的醇或水提取物口服或注射，能促进家兔唾液分泌，鸢尾黄酮苷即有此作用。此外，它还有雌激素样作用，其醇提取物对家兔注射可引起血压下降。

特别提示

无实火及脾虚便溏者不宜。

功效主治

清热解毒，消痰，利咽。用于热毒痰火郁结，咽喉肿痛，痰涎壅盛，咳嗽气喘。

主要成分

含鸢尾苷、鸢尾黄酮苷，尚含洋鸢尾苷。

性状特征

呈不规则形或长条形的薄片。外表皮黄褐色、棕褐色或黑褐色，皱缩，可见残留的须根和须根痕，有的可见环纹。切面淡黄色或鲜黄色，具散在筋脉小点或筋脉纹，有的可见环纹。气微，味苦、微辛。

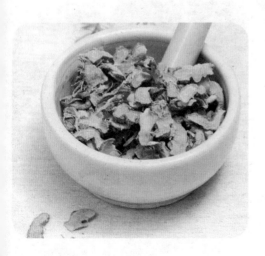

本草语录

治咳逆上气，喉痹，咽痛，不得消息，散结气，腹中邪逆，食饮大热。

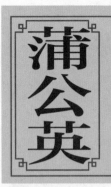

蒲公英

【别名】蒲公草、奶汁草。

【来源】菊科植物蒲公英 *Taraxacum mongolicum*、碱地蒲公英 *T.borealisinense* 或同属数种植物的干燥全草。

【产地】全国大部分地区有产。

【性味】性寒，味苦、甘。

功效主治

清热解毒，消肿散结，利尿通淋。用于疔疮肿毒，乳痈，瘰疬，目赤，咽痛，肺痈，肠痈，湿热黄疸，热淋涩痛。

主要成分

全草含蒲公英甾醇、胆碱、菊巨酸、果胶等。

性状特征

为不规则的段。根表面棕褐色，抽皱；根头部有棕褐色或黄白色的茸毛，有的已脱落。叶多皱缩破碎，绿褐色或暗灰绿色，完整者展平后呈倒披针形，先端尖或钝，边缘浅裂或羽状分裂，基部渐狭，下延呈柄状。头状花序，总苞片多层，花冠黄褐色或淡黄白色。有时可见具白色冠毛的长椭圆形瘦果。气微，味微苦。

【选购秘诀】以叶多、色灰绿、根完整、无杂质者为佳。

【贮藏方法】置通风干燥处，防潮，防蛀。

【用法用量】内服，煎汤，9～15克（大剂60克）；捣汁或入散剂。外用，捣敷。

【药用价值】蒲公英注射液试管内对金黄色葡萄球菌耐药菌株、溶血性链球菌有较强的杀菌作用，对肺炎球菌、脑膜炎球菌、白喉杆菌、绿脓杆菌、变形杆菌、痢疾杆菌、伤寒杆菌等有一定的杀菌作用。

特 别提示

用量过大可导致缓泻。

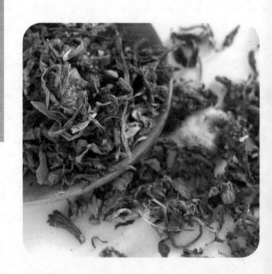

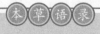

本草语录

掺牙，乌须发，壮筋骨。

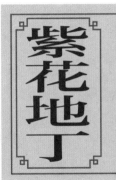

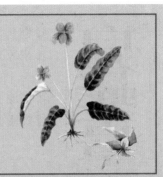

紫花地丁

【别名】铧头草、光瓣堇菜。

【来源】堇菜科植物紫花地丁 *Viola yedoensis* 的干燥全草。

【产地】全国大部分地区均产。

【性味】性寒，味苦、辛。

【选购秘诀】以色绿、根黄者为佳。

【贮藏方法】置于通风干燥处保存。

【用法用量】内服，煎汤，15～30克；单味用30～60克。外用，鲜品适量，捣烂敷患处。

【药用价值】对痢疾杆菌、金黄色葡萄球菌、肺炎球菌、皮肤真菌有抑制作用。临床上为治疗疮疖、痈肿常用药，尤其适用于头面部和背部的疖肿。其醇提取物对家兔注射，可引起血压下降。另外，对于治疗外感发热、急性黄疸型肝炎、疔疮肿毒、痈疽发背、丹毒、毒蛇咬伤等也有很好的疗效。

特别提示

体质虚寒者忌服。

功效主治

清热解毒，凉血消肿。用于疗疮肿毒，痈疽发背，丹毒，毒蛇咬伤。

主要成分

含有虫蜡酸、苷类、黄酮类。

性状特征

多皱缩成团。叶基生，灰绿色，展平后叶片呈披针形或卵状披针形，先端钝，基部截形或稍心形，边缘具钝锯齿，两面有毛；叶柄细，上部具明显狭翅。蒴果椭圆形或3裂，种子多数，淡棕色。气微，味微苦而稍黏。

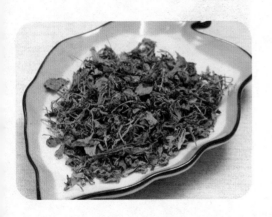

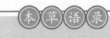

本草语录

破血，解诸疮毒。

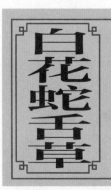

【别名】蛇舌草、蛇舌癀。

【来源】茜草科植物白花蛇舌草 *Oldenlandia diffusa* 的干燥全草。

【产地】我国长江以南各省均产。

【性味】性寒，味甘、微苦。

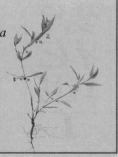

功效主治

清热解毒，利湿通淋。用于痈肿疮毒，咽喉肿痛，毒蛇咬伤，热淋涩痛。

主要成分

含齐墩果酸、熊果酸、对香豆酸、豆甾醇，尚含环烯醚萜类化合物、车叶草苷等。

性状特征

呈段状。茎纤细，具纵棱，淡棕色或棕黑色。叶对生；叶片线形，棕黑色；托叶膜质，下部连合，顶端有细齿。花通常单生于叶腋，具梗。蒴果扁球形，顶端具 4 枚宿存的萼齿。种子深黄色，细小，多数。气微，味微涩。

【选购秘诀】以干净无杂质、全草使用者为佳。

【贮藏方法】置于干燥处保存。

【用法用量】内服，煎汤，30 ~ 60 克；或捣汁。外用，捣敷。

【药用价值】本品能增强机体的免疫力，抑制肿瘤细胞的生长，对绿脓杆菌、金黄色葡萄球菌、肺炎球菌、痢疾杆菌等致病菌有抑制作用，实乃"清热解毒"之良药。临床上常应用于肿瘤处方。

特别提示

孕妇忌用。

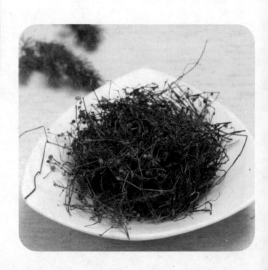

本草语录

清热解毒，消炎止痛。

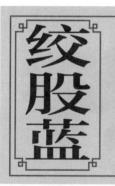

绞股蓝

【别名】七叶胆。

【来源】葫芦科植物绞股蓝 *Gynostemma pentaphyllum* 的干燥地上部分。

【产地】主产于安徽、浙江、江西、福建、广东、贵州。

【性味】性寒，味苦、甘。

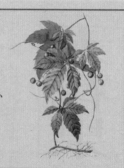

【选购秘诀】以全株完整、色绿、气微、味苦的为佳。

【贮藏方法】置于阴凉、干燥通风处。

【用法用量】煎服，10～20克。

【药用价值】具有延缓衰老、乌发、生发、美容皮肤的效果。还能降血脂、调节血压、提高免疫力。绞股蓝能够防止正常细胞癌化，具有抗肿瘤作用。还具有保护肾上腺及其内分泌器官，维持内分泌系统的作用，并能降血糖和改善糖代谢，调节人体生理功能。

特别提示

孕妇忌服。

功效主治

清热解毒，止咳化痰，镇静，安眠，降血脂。用于慢性支气管炎，肝炎，胃、十二指肠溃疡，动脉硬化，白发，偏头痛，肿瘤。

主要成分

含绞股蓝皂苷、黄酮、糖类。

性状特征

呈段状。茎细长，有棱。卷须生于叶腋。叶为鸟足状复叶，小叶5～7枚；小叶片椭圆状、披针形至卵形，边缘有锯齿，两面脉上有时有短毛。花序圆锥状；花冠5裂。浆果球形，成熟时黑色。气微，味苦、淡或甘。

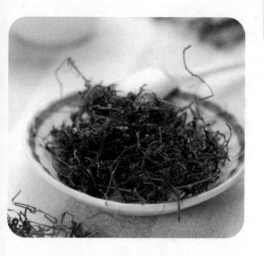

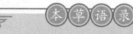

本草语录

清热解毒，止咳祛痰。

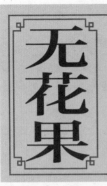

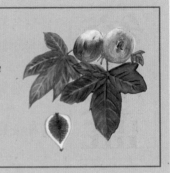

无花果

【别名】天生子、蜜果、文仙果、奶浆果、品仙果。

【来源】桑科植物无花果 *Ficus carica* 的干燥成熟或近成熟内藏花和瘦果的花序托。

【产地】主产于长江以南各省。

【性味】性平，味甘。

功效主治

健脾益胃，润肺止咳，解毒消肿。用于食欲不振，脘腹胀痛，痔疮便秘，咽喉肿痛，热痢，咳嗽多痰。

主要成分

含蛋白质、脂肪、糖类及钙、铁等微量元素。还含无花果蛋白酶、叶黄素、天冬氨酸、甘氨酸、谷氨酸、亮氨酸等氨基酸。果实含有机酸类。

性状特征

多呈扁圆形、类圆形、梨状或挤压成不规则形，直径2.5～4.5厘米，厚0.5～2厘米。顶端脐状突起，并有孔隙，基部微凸起，有花序托梗痕。表面淡黄棕色、黄棕色、暗紫褐色或青黑色，有微隆起的纵纹和脉纹；加糖者皱纹不明显。切面黄白色、肉红色或黄棕色，内壁着生众多卵圆形黄棕色小瘦果和枯萎的小花。瘦果长约0.1～0.2毫米。质硬。气微，嚼之微甜而黏滑感；加糖者味甜。

【选购秘诀】以干燥、青黑色或暗棕色，无霉蛀者为佳。

【贮藏方法】置通风干燥处，防霉、防蛀。

【用法用量】内服：煎汤，9～15克；或生食鲜果。外用：适量，煎水洗或研末调敷。

【药用价值】本品助消化，促进食欲，对痔疮、便秘治疗效果极好，还可治疗腹泻、肠胃炎等疾病。无花果能使肠道各种有害物质被吸附并排出体外，具有净化肠道、润肠通便的作用。无花果中含有的脂肪酶、水解酶等成分，有降低血脂和分解血脂的功能。此外，无花果还能抗炎消肿，抗癌、防癌，增强机体免疫力。

特 别提示

未成熟的无花果不能吃。脂肪肝、腹泻、正常血钾性周期性麻痹、寒性胃痛、大便溏泄者不宜用。

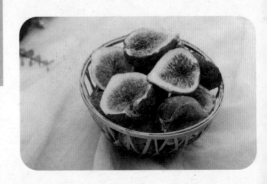

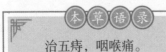

本草语录

治五痔，咽喉痛。

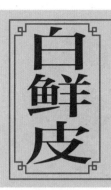

白鲜皮

【别名】北鲜皮、山牡丹。

【来源】芸香科植物白鲜 *Dictamnus dasycarpus* 的干燥根皮。

【产地】主产于辽宁、河北、山东、江苏、山西、内蒙古、吉林、黑龙江。

【性味】性寒，味苦。

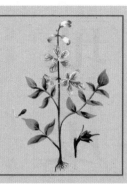

【选购秘诀】以卷筒状、无木心、皮厚、块大者为佳。

【贮藏方法】置于通风干燥处保存。

【用法用量】4.5～9克，外用适量，煎汤洗或研粉敷。

【药用价值】白鲜皮的水浸剂对多种致病真菌和堇色毛癣菌、同心性毛癣菌、许兰氏黄癣菌等许多皮肤真菌有抑菌作用。白鲜碱对离体蛙心有兴奋作用，可使心肌张力增加，分钟输出量及搏出量均增多，对离体兔耳血管有明显收缩作用。

特别提示

虚寒证忌服。

功效主治

清热燥湿，祛风解毒。用于湿热疮毒，黄水淋漓，湿疹，风疹，疥癣疮癞，风湿热痹，黄疸，尿赤。

主要成分

白鲜碱、白鲜内酯、谷甾醇、胆碱、黄柏酮、葫芦巴碱等。尚含菜油甾醇、茵芋碱、白鲜明碱。

性状特征

根皮卷筒状，外表面灰白色或淡灰黄色，具纵皱纹和侧根痕，常有突起的颗粒状小点。内表面米白色，有细纵纹。质轻而脆，易折断，折断时有粉尘飞扬，略呈层片状。有羊膻样气味，味苦。

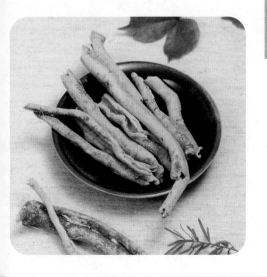

本草语录

治头风，黄疸，咳逆，淋漓，女子阴中肿痛。

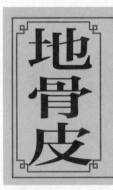

【别名】枸杞根、枸杞根皮。

【来源】茄种植物枸杞 *Lycium chinense* 或宁夏枸杞 *L. barbarum* 的干燥根皮。

【产地】全国大部分地区有生产。

【性味】性寒，味甘。

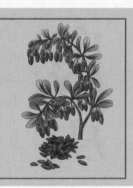

地骨皮

功效主治

凉血除蒸，清肺降火。用于阴虚潮热，骨蒸盗汗，肺热咳嗽，咯血，衄血，内热消渴。

主要成分

根皮含桂皮酸和多量酚类物质、甜菜碱。尚分离得 β-谷甾醇、亚油酸、亚麻酸等。

性状特征

呈筒状或槽状。外表面灰黄色至棕黄色，粗糙，有不规则纵裂纹，易成鳞片状剥落。内表面黄白色至灰黄色，较平坦，有细纵纹。体轻，质脆，易折断，断面不平坦，外层黄棕色，内层灰白色。气微，味微甘而后苦。

【选购秘诀】以块大、肉厚、无木心与杂质者为佳。

【贮藏方法】置干燥容器内。

【用法用量】内服：3～10克，煎汤；或入丸、散。外用：煎水含漱、淋洗，研末撒或调敷。

【药用价值】地骨皮的浸剂、酊剂及煎剂对麻醉犬、猫、兔静脉注射均有明显的降压作用，并伴有心率减慢和呼吸加快，浸剂的作用似优于煎剂，反复给药可产生程度不等的快速耐受现象；本品通过直接扩张血管，有中等程度的降压作用。地骨皮对人工发热家兔有显著退热作用。

特别提示

外感风寒所引起的发热不要用本品，脾胃虚寒、便溏者忌服。

本草语录

治五内邪气，热中，消渴，周痹。

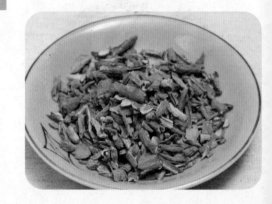

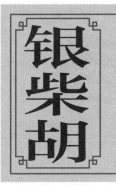

银柴胡

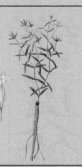

【别名】银胡。
【来源】石竹科植物银柴胡 *Stellaria dichotoma lanceolata* 的干燥根。
【产地】主产于陕西、宁夏、内蒙古等地。
【性味】性微寒，味甘。

【选购秘诀】以条长、外皮淡黄棕色、断面黄白色者为佳。

【贮藏方法】置通风干燥处，防蛀。

【用法用量】内服：煎汤，常用量 3 ~ 10 克。或入丸、散。

【药用价值】同属植物太平洋丝石竹内提取的三萜皂苷，给家兔在形成动脉粥样硬化的同时或以后每天内服，可降低血清胆甾醇浓度，使胆甾醇 / 脑磷脂系数降低，并使主动脉类脂质含量降低。对于动脉硬化家兔所表现的兴奋、脱毛以及肢体皮下类脂质增厚等症状均有改善。有人认为，皂苷可作用于血浆脂蛋白，阻止胆甾醇的酯化及其在血管壁的沉积，也有人认为可以阻止胆甾醇从肠道吸收。

特别提示

外感风寒及血虚无热者忌服。

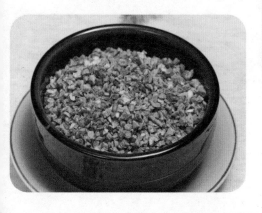

功效主治

清虚热，除疳热。用于阴虚发热，骨蒸劳热，小儿疳热。

主要成分

含呋喃酸、6,8- 双 -C- 半乳糖基芹黄素、汉黄芩素等，尚含挥发性皂苷类。

性状特征

呈类圆柱形，偶有分枝。表面浅棕黄色至浅棕色，有扭曲的纵皱纹和支根痕，多具孔穴状或盘状凹陷，习称"砂眼"，从砂眼处折断可见棕色裂隙中有细砂散出。根头部略膨大，有密集的呈疣状突起的芽苞、茎或根茎的残基，习称"珍珠盘"。质硬而脆，易折断，断面不平坦，较疏松，有裂隙，皮部甚薄，木部有黄、白色相间的放射状纹理。气微，味甘。

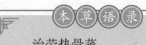

本草语录

治劳热骨蒸。

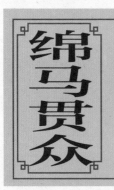

绵马贯众

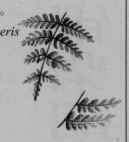

【别名】扁符、药藻、凤尾草、蕨薇菜根。
【来源】鳞毛蕨科植物粗茎鳞毛蕨 *Dryopteris crassirhizoma* 的干燥根茎和叶柄残基。
【产地】全国各地均有产。
【性味】性微寒，味苦。

▌功效主治

清热解毒，驱虫。用于虫积腹痛，疮疡。

▌主要成分

主要成分为绵马素，含三叉蕨酚、黄三叉蕨酸、绵马次酸。

▌性状特征

本品呈不规则的厚片或碎块，根茎外表皮黄棕色至黑褐色，多被有叶柄残基，有的可见棕色鳞片，切面淡棕色至红棕色，有黄白色维管束小点，环状排列。气特异，味初淡而微涩，后渐苦、辛。

【选购秘诀】以个大、质坚实、叶柄断面棕绿色者为佳。
【贮藏方法】置阴凉干燥处。
【用法用量】内服，煎汤，4.5～9克；或入丸、散。外用，研末调敷。
【药用价值】本品具有驱虫作用，可驱除绦虫，在体外对猪肉蛔虫有效，还能驱除牛肝蛭。其复方煎剂对牛肝片吸虫病及阔吸盘吸虫病有治疗功效。本品还能抗病毒，还具有抗菌的作用，有些地区用作农村饮水消毒剂或用其预防流行性脑脊髓膜炎。此外，本品对皮肤真菌也有抑制作用。

特 别提示

阴虚内热及脾胃虚寒者不宜，孕妇慎用。

去寸白，破症瘕，除头风，止金疮。

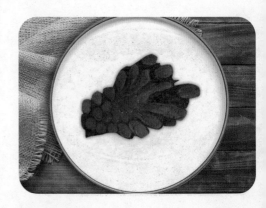

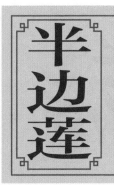

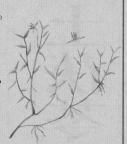

【别名】急解索、蛇利草、片花莲、偏莲。

【来源】桔梗科植物半边莲 *Lobelia chinensis* 的干燥全草。

【产地】主产于安徽、江苏、浙江。此外，广东、广西、江西、四川等地亦产。

【性味】性平，味辛。

【选购秘诀】以干燥、叶绿、根黄、无泥杂者为佳。

【贮藏方法】置于干燥处保存。

【用法用量】内服，煎汤，9～15克；或捣汁服。外用，捣敷或捣汁调涂。

【药用价值】半边莲及其制剂可以治疗带状疱疹、蝮蛇咬伤、急性肾小球肾炎、痢疾、蜂窝组织炎、百日咳等多种疾病及各种肿瘤。鲜品、干品均可应用于毒蛇咬伤，可内服或外敷，对于阳性毒肿可用鲜品加盐捣敷。

特别提示

虚证忌用。

▌功效主治 ▌

清热解毒，利尿消肿。用于痈肿疔疮，蛇虫咬伤，鼓胀水肿，湿热黄疸，湿疹湿疮。

▌主要成分 ▌

全草含生物碱、黄酮苷、皂苷、氨基酸。生物碱中主要为山梗菜碱、山梗菜酮碱、异山梗菜酮碱等。

▌性状特征 ▌

本品常缠结成团。根茎极短，表面淡棕黄色，平滑或有细纵纹。根细小。茎细长，有分枝，有的可见附生的细根。叶互生，无柄，叶片多皱缩，绿褐色，展平后叶片呈狭披针形，边缘具疏而浅的齿或全缘。花梗细长，花小，单生于叶腋，花冠基部筒状，上部5裂，偏向一边，浅紫红色，花冠筒内有白色茸毛。气微特异，味微甘而辛。

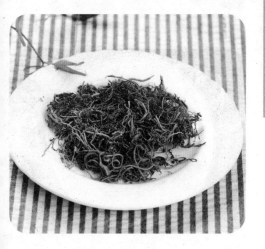

本草语录

治蛇虺伤，捣汁饮，以滓围涂之。

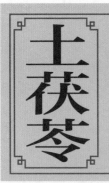

土茯苓

【别名】硬饭头、红土苓、白土苓。

【来源】百合科植物光叶菝葜 *Smilax glabra* 的干燥根茎。

【产地】主产于广东、湖南、湖北、浙江、四川、安徽等地。

【性味】性平，味甘、淡。

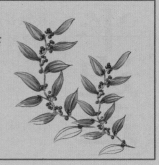

功效主治

解毒，除湿，通利关节。用于梅毒及汞中毒所致的肢体拘挛、筋骨疼痛，湿热淋浊，带下，痈肿，瘰疬，疥癣。

主要成分

含甾体皂苷，菝葜皂苷类，尚含提果皂苷、鞣质、树脂，还有结晶性成分如落新妇苷、胡萝卜苷等。

性状特征

本品略呈圆柱形，稍扁或呈不规则条块，有结节状隆起，具短分枝，切片呈长圆形或不规则，厚1～5毫米，边缘不整齐；切面类白色至淡红棕色，粉性，可见点状维管束及多数小亮点；质略韧，折断时有粉尘飞扬，以水湿润后有黏滑感。气微，味微甘、涩。

【选购秘诀】以淡棕色、粉性足、纤维少者为佳。

【贮藏方法】置阴凉通风处保存。

【用法用量】每次为15～60克。

【药用价值】古时常用于痹证、杨梅疮、解毒疗疮等治疗，现代将其用于慢性肾炎、银屑病、痛风、肝炎、慢性胃炎、阴道炎、癌病、前列腺炎等疾病。临床上常用单品500克，水煎液，加入白糖30克，煎成浓煎液，每日2次，每次1～2汤匙，治疗梅毒。配伍苍术、黄柏、苦参等，治湿热疮毒、阴痒带下。配伍生地黄、赤芍、地肤子、白鲜皮、茵陈等，可治湿热型的银屑病。此外，本品配伍他药还可治疗钩端螺旋体病。

特别提示

肝肾阴虚者慎服。

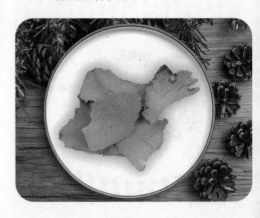

本草语录

健脾胃，强筋骨，去风湿，利关节，止泄泻。治拘挛骨痛；恶疮痈肿。解汞粉、银朱毒。

祛暑类的药物主要是用于治疗暑热、暑湿病。

暑热：指机体遭受暑热之邪侵袭后，出现的头晕、头痛、胸闷、乏力、口渴、恶心欲吐、全身疼痛不适等症。轻症者一般出现口渴、头昏、多汗、疲乏、虚弱、呕吐、心悸、注意力涣散、体温升高等。重症者还会出现热痉挛、热衰竭、休克等。暑热多发生在夏季，一般在高温、烈日暴晒、工作强度过大、时间过长、睡眠不足、过度疲劳等情况下容易出现。

暑湿：是指受暑湿之邪所致的急性外感热病，多发生在夏季暑湿俱盛之时，以南方最为多见。暑湿兼具暑邪和湿邪双重性质，但仍以暑热性质显著为特点。由暑湿病邪引起的温病有暑湿和伏暑。感而即病的为"暑湿"，伏至秋冬发病的为"伏暑"。暑湿病邪的致病特点与暑热病邪有所不同，主要表现在：易困阻脾胃，弥漫三焦；易伤筋动脉，耗损元气。但当暑湿病邪化燥后，其致病特点与暑热病邪相似。

此外，在炎暑之时，因贪凉或长期处于吹风、空调状态下，进食生冷的食物，在感受暑邪时亦可兼挟寒湿为患，从而表现为暑湿内蕴、寒邪束表的病证。暑邪致病兼挟湿邪，是暑湿病邪，由暑湿病邪引起的温病有暑湿及伏暑，暑邪致病不挟湿邪，是暑热病邪，由暑热病邪引起的温病为暑温。

第四章

祛暑篇

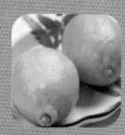

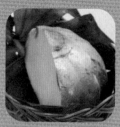

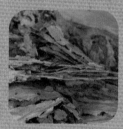

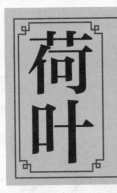

【别名】莲叶

【来源】睡莲科植物莲 *Nelumbo nucifera* 的干燥叶。

【产地】全国大部地区均产。

【性味】性平，味苦。

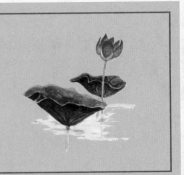

功效主治

　　清暑化湿，升发清阳，凉血止血。用于暑热烦渴，暑湿泄泻，脾虚泄泻，血热吐衄，便血崩漏。荷叶炭收涩化瘀止血。用于出血症和产后血晕。

主要成分

　　叶含莲碱、荷叶碱、原荷叶碱、亚美罂粟碱、前荷叶碱、鹅掌楸碱、槲皮素、柠檬酸、苹果酸、葡萄糖酸、草酸、琥珀酸、鞣质。

性状特征

　　干燥的叶通常折叠成半圆形或扇形，完整或稍破碎。叶片展开后呈圆盾形。正面青绿色或棕绿色，背面灰黄色或淡灰绿色。叶脉明显，质脆。微有香气，味苦、微涩。

【选购秘诀】以叶大、完整、色绿、无斑点者为佳。

【贮藏方法】置通风干燥处、防蛀。

【用法用量】常用量3～10克，荷叶炭3～6克。

【药用价值】中医认为，荷叶性平、味苦，入肝、脾、胃经，有清热解暑、平肝降脂之功，适用于暑热烦渴、口干引饮、小便短黄、头目眩晕、面色红赤、高血压病和高脂血症。荷叶入食，味清香，可口宜人，入药可理脾活血、祛暑解热，治疗暑天外感身痛及脾湿泄泻。此外，还有减肥、调节体内循环系统和内分泌的作用。

特别提示

　　凡上焦邪盛，治宜清降者，切不可用。

本草语录

　　上清头目之风热，止眩晕，清痰，泄气，止呕，头闷疼。

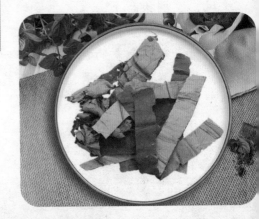

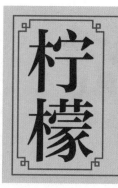

柠檬

【别名】柠果、檬子。

【来源】芸香科木本植物黎檬 *Citrus limonia* 或柠檬 *C. limon* 的干燥成熟果实。

【产地】主产于我国广东、广西、福建、云南、贵州等地。

【性味】果性平，味酸、甘。根性温，味辛、苦。

【选购秘诀】以果实饱满、色泽鲜艳、汁多肉脆、味道较酸、微苦、浓郁芳香者为佳。

【贮藏方法】置冰箱冷藏。

【用法用量】绞汁饮或生食，每次适量。

【药用价值】柠檬具有生津祛暑、化痰止咳、健脾消食之功效，可用于暑天烦渴、孕妇食少、胎动不安、高脂血症等。柠檬果肉压榨的柠檬汁含大量维生素C，内服用于治疗皮肤色素沉着，可使皮肤光洁细腻，对于预防癌症和一般感冒都有帮助。本品能使血液畅通，减轻静脉曲张部位的压力。可恢复红细胞的活力，减轻贫血的现象。同时刺激白细胞活络免疫系统，帮助身体抵抗传染性疾病。

特别提示

胃、十二指肠溃疡或胃酸过多患者慎用。

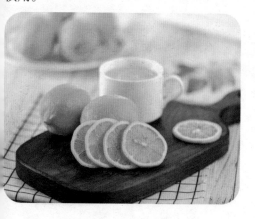

功效主治

止咳化痰、生津健胃、美容增白，可以解暑开胃、提神醒脑、治疗痤疮。另外，还可治疗蚊虫叮咬。

主要成分

柠檬含有糖、钙、磷、铁、维生素 B_1、维生素 B_2、维生素 A、维生素 P，特别是内含大量的维生素 C，还含有黄酮类、果胶等成分。

性状特征

黎檬果实近圆形或扁圆形，长约 4.5 厘米，直径约 5 厘米，一端有短果柄，另一端有乳头状突起。外表面黄褐色，密布凹下油点。纵剖为两瓣者，直径 3 ~ 5 厘米，部囊强烈收缩。横剖者，果皮外翻显白色，瓢翼 8 ~ 10 瓣，种子长卵形，具棱，黄白色。质硬，味酸、微苦。

柠檬果实长椭圆形，长 4 ~ 6.5 厘米，直径 3 ~ 5 厘米。

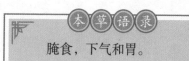

本草语录

腌食，下气和胃。

凉薯

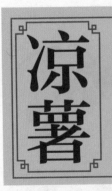

【别名】葛薯、地瓜、豆薯。

【来源】豆科植物豆薯 Pachyrhizus erosus 的新鲜块根。

【产地】台湾、福建、广东、广西、云南、四川、贵州、湖南、湖北等地均有。

【性味】性凉，味甘。

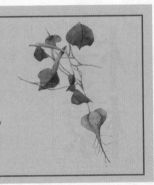

功效主治 ≪

清肺生津，利水通乳，解酒毒。用于肺热咳嗽、肺痈、中暑烦渴、消渴、乳少、小便不利等。

主要成分 ≪

根富含植物性蛋白、纤维素和维生素，还含有丰富的水分、淀粉和矿物质。

性状特征 ≪

一年生草质藤本。块根肉质，肥大，圆锥形或纺锤形，外皮淡黄色，富于纤维性，肉白色，味甜多汁。茎缠绕状，复叶，互生。小叶3枚，顶端小叶菱形，两侧小叶，卵形或菱形，边缘有齿或掌状分裂，少有全缘。花浅蓝色、堇紫色或白色，花柱与柱头内弯。荚果有细的粗糙状伏毛，种子近方形。

【选购秘诀】以根块饱满、完整、内里肉质水分充足的为宜。

【贮藏方法】置通风阴凉处，防霉、防烂。

【用法用量】内服：煎汤，3～9克（鲜者15～30克）；或入丸、散。外用：捣敷、研末敷或煎水洗。

【药用价值】生、熟均可食用，去皮生食味甜，可作水果食用，炒熟后可作蔬菜佐膳，亦可用来制淀粉。凉薯提取物有着明显的抗癌活性，能抑制 KB 细胞的体外增殖，具有体外抗癌作用。本品也是钾、钙以及糖类的良好来源，有生津解渴、清凉祛热、解酒毒、防癌、抗感冒以及降血压、降血脂等功效。

特别提示

种子和叶有剧毒（含鱼藤酮），不可食，只能作杀虫剂。

本草语录

生津止渴，治热病口渴。

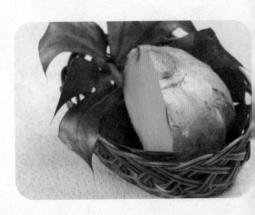

安神药的主要作用是镇静和安定精神，一般用于治疗心神不安、烦躁失眠等症。按药物的性质不同，安神药可以分为重镇安神类和养心安神类。

重镇安神类，多来源于矿石、化石和介类产物，其质较重，故前人认为能坠气震慑，名为重镇安神。所谓重镇安神，能镇心宁神，治心悸失眠；能镇肝安神，治肝阳上亢；能镇肺敛气，治哮喘。从现代医学观点看，这是属于镇静药和安神药一类，各种药虽有其不同的作用，但共同作用离不开"镇静"二字。矿石类的药物不良反应比较多，尤其易伤胃气，引起食欲减退或消化不良，只可暂服，尤其个别药物，像朱砂，更不可久服，以免引发蓄积中毒。用介类药物较为安全。

养心安神类，多来源于植物，主要作用亦为镇静，治心血虚和肺阴虚所致的惊悸、失眠，前人认为通过养心柔肝而取效。此类药药性较为平和，不良反应较小。

上述两类药品，可单用，也可配合使用，使镇静作用更为全面、有效。

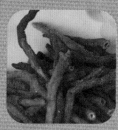

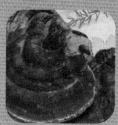

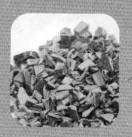

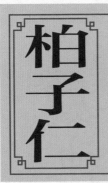

柏子仁

【别名】柏仁、侧柏子。

【来源】柏科植物侧柏 *Platycladus orientalis* 的干燥成熟种仁。

【产地】主产于山东、河北、河南。此外，陕西、湖北、甘肃、云南等地亦产。

【性味】性平，味甘。

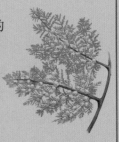

▌功效主治 ◄◄

养心安神，润肠通便，止汗。用于阴血不足，虚烦失眠，心悸怔忡，肠燥便秘，阴虚盗汗。

▌主要成分 ◄◄

含油脂、氨基酸、皂苷和萜类等化学成分。

▌性状特征 ◄◄

呈长卵形或长椭圆形，较小，长 4 ~ 7 毫米，直径 1.5 ~ 3 毫米。表面黄白色或淡黄棕色，外包膜质内种皮，顶端略尖，有深褐色的小点，基部钝圆。质软，富油性。气微香，味淡。

【选购秘诀】以粒饱满、黄白色、油性大而不泛油、无皮壳杂质者为佳。

【贮藏方法】置阴凉干燥处，防热、防蛀。

【用法用量】内服，煎汤，3 ~ 10 克；或入丸、散。外用，炒研取油涂。

【药用价值】本品含有大量脂肪油及少量挥发油，可减慢心率、润肠通便、增强记忆力，并有镇静作用。用于治疗失眠有很好的效果，还能治疗阴虚、产后及老人的肠燥便秘，性质和缓而无不良反应，常与火麻仁同用。

特别提示

便溏及痰多者忌服。

本草语录

治惊悸，安五脏，益气，除湿痹。

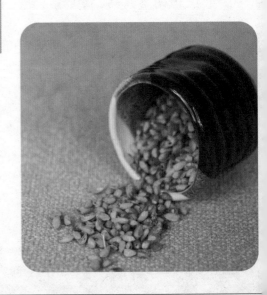

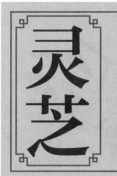

灵芝

【别名】灵芝草、赤芝、紫芝。

【来源】多孔菌科真菌赤芝 Ganoderma lucidum 或紫芝 G. sinense 的干燥子实体。

【产地】主产于河北、山西、江西、广西、广东、浙江、湖南、福建等地。

【性味】性平，味甘。

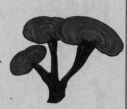

【选购秘诀】以菌盖半圆形、赤褐如漆、环棱纹、边缘内卷、侧生柄者为佳。

【贮藏方法】置于干燥处，防霉、防蛀。

【用法用量】煎服，6～12克；研末吞服，3～5克。

【药用价值】灵芝的不同部位及其提取物对血糖有不同程度的影响。灵芝具有保肝、抗肿瘤、免疫调节、抗凝血、保护心脏、抗衰老、抗炎镇痛的作用。

特别提示

灵芝在临床应用不良反应少，有少数病人在食用的时候出现头晕、口鼻及咽部干燥、便秘等不良反应，在这种情况下要咨询医师或者停用一段时间，无不良反应再服用。

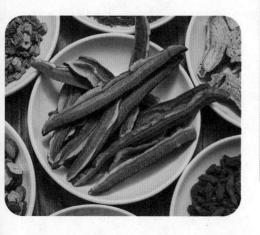

功效主治

补气安神，止咳平喘。用于心神不宁，失眠心悸，肺虚咳喘，虚劳短气，不思饮食。

主要成分

含有麦角甾醇、酸性蛋白酶、灵芝多糖等。

性状特征

赤芝外形呈伞状，菌盖肾形、半圆形或近圆形，直径10～18厘米，厚1～2厘米。皮壳坚硬，黄褐色至红褐色，有光泽，具环状棱纹和辐射状皱纹，边缘薄而平截，常稍内卷。菌肉白色至淡棕色。菌柄圆柱形，侧生，少偏生，长7～15厘米，直径1～3.5厘米，红褐色至紫褐色，光亮。孢子细小，黄褐色。

紫芝皮壳紫黑色，有漆样光泽。菌肉锈褐色。菌柄长17～23厘米。

栽培品子实体较粗壮、肥厚，较大，皮壳外常被有大量粉尘样的黄褐色孢子。

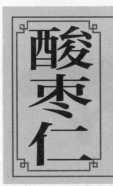

酸枣仁

【别名】枣仁、酸枣核。

【来源】鼠李科植物酸枣 *Ziziphus jujuba spinosa* 的干燥成熟种子。

【产地】主产于河北、陕西、辽宁、山西、内蒙古。

【性味】性平，味甘、酸。

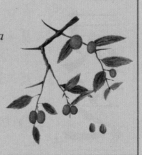

功效主治

养心补肝，宁心安神，敛汗，生津。用于虚烦不眠，惊悸多梦，体虚多汗，津伤口渴。

主要成分

主要含有酸枣仁皂苷、黄酮类、生物碱化合物、甾体类化合物和各种氨基酸。

性状特征

干燥成熟的种子呈扁圆形或椭圆形，表面赤褐色至紫褐色，未成熟者色浅或发黄，光滑。一面较平坦，中央有一条隆起线或纵纹；另一面微隆起，边缘略薄。先端有明显的种脐，另一端具微突起的合点，种脊位于一侧不明显。

【选购秘诀】以粒大饱满、外皮紫红色、无核者为佳。

【贮藏方法】置阴凉干燥处、防蛀。

【用法用量】内服，煎汤，6～15克；或入丸、散。

【药用价值】本品具有镇静、镇痛、抗惊厥、降温、催眠的作用。对心血管系统的影响表现在可以引起血压持续下降，心传导阻滞；皂苷类化合物和黄酮类化合物是酸枣仁发挥镇静催眠作用的主要成分，多糖和黄酮类成分可能是发挥抗焦虑作用的物质基础。本品还有抗心律失常、抗心肌缺血及强心的作用，可以降低心肌细胞凋亡率，改善心肌功能，从而延缓动脉粥样硬化的发生过程。

特别提示

有实邪郁火及患有滑泄者慎服。

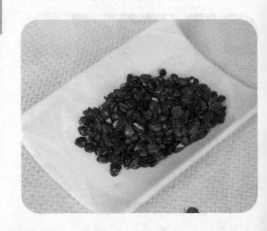

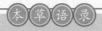
本草语录

治心腹寒热，邪结气聚，四肢酸疼，湿痹。

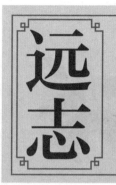

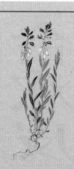

远志

【别名】苦远志、远志肉。

【来源】远志科植物远志 *Polygala tenuifolia* 或卵叶远志 *P. sibirica* 的干燥根。

【产地】主产于山西、陕西、吉林、河南等省。

【性味】性温，味苦、辛。

【选购秘诀】以条粗、皮厚、去净木心者为佳。

【贮藏方法】置通风干燥处。

【用法用量】内服，煎汤，3~9克。浸酒或入丸、散。

【药用价值】主要作用于中枢神经系统，包括改善认知障碍、提高学习记忆能力、抗衰老、保护神经、抗抑郁、抗惊厥等。所以临床上经常用于老年痴呆症的治疗。

特别提示

心肾有火、阴虚阳亢者忌服。

功效主治

安神益智，交通心肾，祛痰，消肿。用于心肾不交引起的失眠多梦、健忘惊悸、神志恍惚，咳痰不爽，疮疡肿毒，乳房肿痛。

主要成分

主要含皂苷类和志远吅酮，低聚寡糖等成分。

性状特征

呈圆柱形，略弯曲，长2~30厘米，直径0.2~1厘米。表面灰黄色至灰棕色，有较密并深陷的横皱纹、纵皱纹及裂纹，老根的横皱纹较密更深陷，略呈结节状。质硬而脆，易折断，断面皮部棕黄色，木部黄白色，皮部易与木部剥离，抽取木心者中空。气微，味苦、微辛，嚼之有刺喉感。

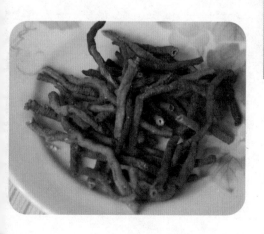

本草语录

治咳逆伤中，补不足，除邪气，利九窍，益智慧，耳目聪明，不忘，强志，倍力。

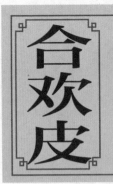

合欢皮

【别名】夜合皮、合欢木皮。

【来源】豆科植物合欢 *Albizia julibrissin* 的干燥树皮。

【产地】主产于湖北、江苏、安徽、浙江等，目前常应用于园林。

【性味】性平，味甘。

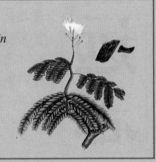

功效主治

解郁安神，活血消肿。用于心神不安，忧郁失眠，肺痈，疮肿，跌扑伤痛。

主要成分

主要成分为三萜皂苷类、木脂素、黄酮、甾醇，以及挥发油和铁、锌、铜、锰等微量元素。

性状特征

呈弯曲的丝或块片状。外表面灰棕色至灰褐色，稍有纵皱纹，密生明显的椭圆形横向皮孔，棕色或棕红色。内表面淡黄棕色或黄白色，平滑，具细密纵纹。切面呈纤维性片状，淡黄棕色或黄白色。气微香，味淡、微涩、稍刺舌，而后喉头有不适感。

【选购秘诀】以皮薄均匀、嫩而光润者为佳。

【贮藏方法】置于通风干燥处保存。

【用法用量】内服，煎汤，10～15克。或入散剂。外用，研末调敷。

【药用价值】具有解郁、活血、止痛、强壮、兴奋、利尿、镇痛等作用。合欢皮可以抑制肝癌细胞增殖，此外对4种人癌细胞（人乳腺癌、人肝癌、人前列腺癌和人宫颈癌）的增殖也有明显的抑制作用。对金黄色葡萄球菌和黑曲霉具有良好抑菌效果，且具有抗抑郁、抗炎、抗氧化、增强免疫的作用，但同时也会导致血液、生殖、呼吸、肾和神经等毒性反应，应加强对毒性的关注。

特别提示

风热自汗、外感不眠者忌服。

本草语录

主安五脏，和心志，令人欢乐无忧。久服轻身，明目，得所欲。

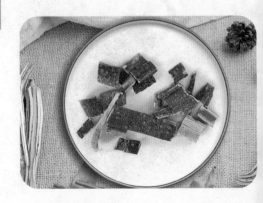

理气类主要用于治疗"气滞"引起的胸腹疼痛等证候。根据中医学概念，如果气血壅滞不通，就会发生疼痛，所谓"不通则痛"。如果气血调和畅达，疼痛就不会发生，原有的疼痛也会消失，这就是所谓的"通则不痛"。从现代医学观点看，"气"泛指体内各器官系统的生理功能。

所谓"气滞"亦指生理功能性障碍，尤其指消化系统生理功能性障碍，发生之后会出现疼痛等症状。理气药之所以能够行气化滞而解郁，主要是由于它们具有健胃、驱风、解痉、止呕的作用和调整胃肠的功能，使之恢复正常。从气滞的种类来说，大致有三种表现形式。

脾胃气滞，多见于消化不良、胃肠神经官能症、慢性胃炎或溃疡病。症状主要有脘腹胀闷、疼痛、嗳气吞酸、恶心呕吐、腹泻或便秘。治疗宜行气导滞，选有健胃、解痉作用的理气药。

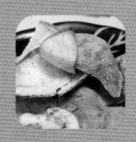

肝郁气滞，指因肝气过盛、疏泄失调、瘀滞而发痛，一般跟精神紧张有关。症状主要有胸闷胁痛、食欲不振、呕吐酸水、疝痛、烦闷不安等。对于妇女则可影响到月经，导致月经不调。宜选用有疏肝理气作用的药物治疗。

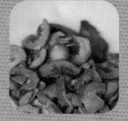

肺气壅滞，指由于外邪犯肺、痰湿阻肺，导致肺失宣降，胸中阳气不得宣通的胸痹证。肺气宜肃降，如果出现壅滞不能清肃下降，会导致喘咳、胸闷等症状。治疗宜降气定喘，选用有降气宽胸作用的药物。

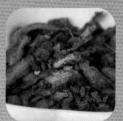

木香

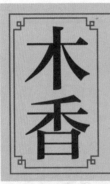
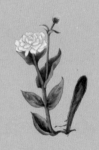

【别名】云木香、广木香。

【来源】菊科植物木香 *Aucklandia lappa* 的干燥根。

【产地】主产于云南省。四川、西藏亦产。

【性味】性温，味辛、苦。

功效主治

行气止痛，健脾消食。用于胸胁、脘腹胀痛，泻痢后重，食积不消，不思饮食。煨木香实肠止泻，用于泄泻腹痛。

主要成分

含木香内酯、去氢木香内酯、风毛菊内酯、木香烃内酯、二氢木香烃内酯等。

性状特征

呈类圆形或不规则的厚片。外表皮黄棕色至灰褐色，有纵皱纹。切面棕黄色至棕褐色，中部有明显菊花心状的放射纹理，形成层环棕色，散在的褐色油点（油室）。气香特异，味微苦。

【选购秘诀】以身干、质坚实、香气浓、油多者为佳。

【贮藏方法】按等级分装于袋内或箱内，置阴凉、干燥、通风处，防潮、防霉变、防虫蛀。

【用法用量】内服，煎汤，1.5～6克。散丸剂分量减半。

【药用价值】木香含有挥发油、木香醇，对平滑肌有舒张作用，还能降压、利尿。对副伤寒杆菌、痢疾杆菌、绿脓杆菌、肺炎球菌、链球菌及某些真菌有抑制的作用。酚类成分具有抗氧化、抗突变、抗炎和抗癌活性，倍半萜内酯对不同的肿瘤细胞具有抑制作用，能够通过产生活性氧中间体激活细胞内外通路从而诱导肿瘤细胞凋亡。

特别提示

内有燥热者及阴虚血热者忌服。

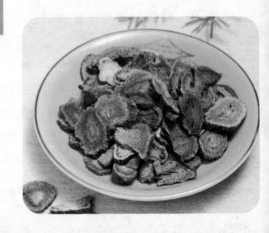

本草语录

治邪气，辟毒疫、温鬼，强志，主淋露。

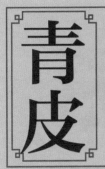

青皮

【别名】青橘皮、青柑皮。

【来源】芸香科植物橘 *Citrus reticulata* 及其栽培变种的幼果或未成熟果实的果皮。

【产地】主产于福建、浙江、四川。江西、云南、湖南等地亦产。

【性味】性温，味苦、辛。

【选购秘诀】四花青皮以皮黑绿色、内面白色、油性足者为佳。个青皮以坚实、个整齐、皮厚、香气浓者为佳。

【贮藏方法】置阴凉干燥处。

【用法用量】内服，煎汤，3～9克；或入丸、散。

【药用价值】健胃作用与陈皮相同，但行气、化滞的效力较陈皮强，具有一定的发汗散寒作用。青皮对心血管、消化和呼吸系统等有广泛的药理作用，其中挥发油中的右旋柠檬烯为理气和祛痰的有效成分。青皮煎剂有兴奋心肌、升高血压和抗休克作用，还能抑制胃肠平滑肌的收缩。此外，青皮有明显利胆作用，能收缩胆囊，促进胆汁排泄，实验表明青皮对肝功有保护作用。

特别提示

本品性烈耗气，气虚者慎用。孕妇忌用。

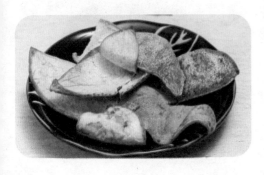

功效主治

疏肝破气，消积化滞。用于胸胁胀痛，疝气疼痛，乳癖乳痈，食积气滞，脘腹胀痛。

主要成分

各种青皮均含挥发油，且多含橙皮苷等。

性状特征

四花青皮：果皮剖成4裂片，裂片长椭圆形。外表面灰绿色或黑绿色，密生多数油室；内表面类白色或黄白色，粗糙，附黄白色或黄棕色小筋络。质稍硬，易折断。气香，味苦、辛。

个青皮：呈类球形，直径0.5～2厘米。表面灰绿色或黑绿色，微粗糙，有细密凹下的油室，顶端有稍突起的柱基，基部有圆形果梗痕。质硬，断面果皮黄白色或淡黄棕色。气清香，味酸苦、辛。

本草语录

治胸膈气逆，胁痛，小腹疝气，消乳肿，疏肝胆，泻肺气。

大腹皮

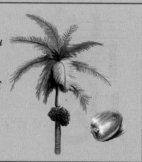

【别名】槟榔皮、大腹毛。

【来源】棕榈科植物槟榔 *Areca catechu* 的干燥果皮。

【产地】主产于广东、海南、云南、台湾，广西、福建亦产。

【性味】性微温，味辛。

功效主治 《

行气宽中，行水消肿。用于湿阻气滞，脘腹胀闷，大便不爽，水肿胀满，脚气浮肿，小便不利。

主要成分 《

主要含有生物碱类、酚类、油脂类等多种化学成分，生物碱类和酚类是其主要药理活性成分。

性状特征 《

略呈椭圆形或长卵形瓢状。外果皮深棕色至近黑色，具不规则的纵皱纹及隆起的横纹，顶端有花柱残痕，基部有果梗及残存萼片。内果皮凹陷，褐色或深棕色，光滑呈硬壳状。体轻，质硬，纵向撕裂后可见果皮纤维。气微，味微涩。

【选购秘诀】以色黄白、质柔韧、无杂质者为佳。

【贮藏方法】置干燥处保存。

【用法用量】内服，煎汤，6~9克；或入丸剂。外用，煎水洗或研末调敷。

【药用价值】健胃、利尿、止泻。临床上用于治疗脘腹胀且大便不爽，常见于慢性肝炎、消化不良。具有调节胃肠功能和抗氧化等药理活性以及降血糖、抗抑郁等潜在药理作用，还能清除体外自由基，具有抗氧化功能。

特别提示

气虚体弱者慎服。

本草语录

主冷热气攻心腹。

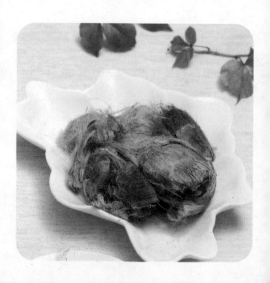

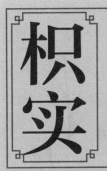

枳实

【别名】川枳实、江枳实。

【来源】芸香科植物酸橙 *Citrus aurantium* 及其栽培变种或甜橙 *C. sinensis* 的干燥幼果。

【产地】四川、江西、浙江、广西、广东、湖南、湖北、贵州、福建、江苏等地。

【性味】性微寒，味苦、辛、酸。

【选购秘诀】以个均匀、色绿、香气浓者为佳。

【贮藏方法】置阴凉干燥处，防蛀、防霉。

【用法用量】内服，煎汤，3～6克；或入丸、散。外用，研末调涂或炒热熨。

【药用价值】可兴奋胃肠功能。可使胃底平滑肌的张力明显升高，有促进胃运动、加速胃排空的作用，还有升压、强心、利尿和增加心、脑、肾血流量的作用。此外，研究表明有抗菌、镇痛、抗休克以及保护肝脏的作用。

特别提示

脾胃虚弱及孕妇慎服。

功效主治

破气消积，化痰散痞。用于积滞内停，痞满胀痛，泻痢后重，大便不通，痰阻气滞，胸痹，结胸，脏器下垂。

主要成分

含有黄酮类（主为橙皮苷、柚皮苷等）、生物碱类、挥发油类等成分。

性状特征

呈不规则弧状条形或圆形薄片。切面外果皮黑绿色或棕褐色，中果皮部分黄白色至黄棕色，近外缘有1～2列点状油室，条片内侧或圆片中央具棕褐色瓤囊。气清香，味苦、微酸。

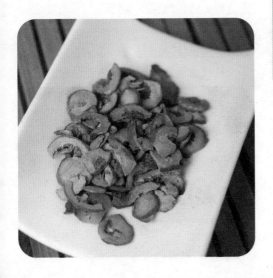

本草语录

治大风在皮肤中，如麻豆苦痒，除寒热结，止痢，长肌肉，利五脏。

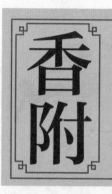

香附

【别名】莎草根、香附子。

【来源】莎草科植物莎草 *Cyperus rotundus* 的干燥根茎。

【产地】主产于山东、浙江、湖南、福建。其他地区亦多有生产。

【性味】性平，味辛、微苦、微甘。

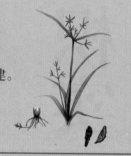

功效主治

疏肝解郁，理气宽中，调经止痛。用于肝郁气滞，胸胁胀痛，疝气疼痛，乳房胀痛，脾胃气滞，脘腹痞闷，胀满疼痛，月经不调，经闭痛经。

主要成分

含挥发油（香附子烯、香附醇、β-芹正烯、α-香附酮、β-香附酮、广藿香酮）等，并含有少量单萜化合物（柠檬烯、桉树脑、β-蒎烯、樟烯等）。

性状特征

干燥根茎多呈纺锤形。表面棕褐色或黑褐色，有纵皱纹及数个隆起的环节，节上有棕色毛状鳞片及残留的根痕。质坚硬，经过蒸煮者，断面色棕黄而微紫红，显角质性。气芳香，味辛、微苦。

【选购秘诀】以个大、质坚实、色棕褐、香气浓者为佳。

【贮藏方法】置阴凉干燥处，防蛀。

【用法用量】内服，煎汤，4.5～9克；或入丸、散。外用，研末撒、调敷或做饼热烫。

【药用价值】香附能作用于中枢神经系统、心脑血管系统、消化系统，能够松弛子宫平滑肌，具有雌激素样作用，抗抑郁、降低血糖血脂、抗炎抗菌、抗肿瘤等。研究表明挥发油能改善焦虑行为，有效改善偏头痛，促进脑血液循环，另外对雌激素受体具有双相活性，可作为激素替代物。临床上用于治疗月经不调、痛经。证见有肝郁气滞，与神经因素有关的月经期疼痛更适宜；亦治气郁疼痛。

特别提示

凡气虚无滞、阴虚血热者忌服。

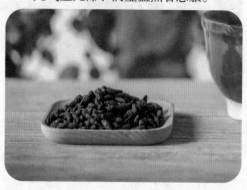

本草语录

主除胸中热，充皮毛。

乌药

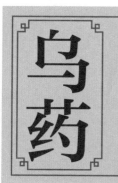

【别名】台乌、香桂樟。
【来源】樟科植物乌药 Lindera aggregata 的干燥块根。
【产地】主产于浙江、湖南、安徽、湖南、湖北。
【性味】性温，味辛。

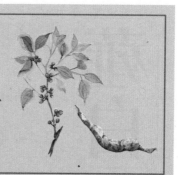

【选购秘诀】以平整不卷、色淡、无黑斑、不破碎者为佳。习惯以浙江天台所产者品质最佳。

【贮藏方法】置阴凉干燥处、防蛀。

【用法用量】内服，煎汤，4.5～9克；磨汁或入丸、散。

【药用价值】行气止痛，现已证实，乌药有健胃驱风、促进肠蠕动的作用。现代广泛用于气滞、气逆引起的腹部疼痛，尤以治下腹胀痛效果更佳。治寒疝、小肠疝气痛、附睾炎等牵涉至脐腹作痛者。另外，对帕金森以及糖尿病肾病具有良好的预防作用。

特别提示

气虚、内热者忌服。

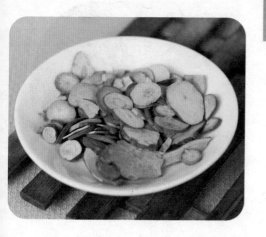

功效主治

行气止痛，温肾散寒。用于寒凝气滞，胸腹胀痛，气逆喘急，膀胱虚冷，遗尿尿频，疝气疼痛，经寒腹痛。

主要成分

根含多种倍半萜类化合物，如香樟烯、香樟内酯、羟基香樟内酯、乌药醇、乌药醚、异乌药醚、乌药酮。

性状特征

多呈纺锤状。外表皮黄棕色或黄褐色。切面黄白色或淡黄棕色，射线放射状，可见年轮环纹。质坚硬，气香，味微苦、辛，有清凉感。

本草语录

主中恶心腹痛，宿食不消，天行疫瘴，膀胱肾间冷气攻冲背脊，妇人血气，小儿腹中诸虫。

薤白

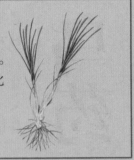

【别名】小独蒜、薤白头。

【来源】百合科植物小根蒜 *Allium macrostemon* 或薤 *A. chinensis* 的干燥鳞茎。

【产地】主产于东北、河北、江苏、湖北等地。

【性味】性温，味辛、苦。

功效主治

通阳散结，行气导滞。用于胸痹心痛，脘腹痞满胀痛，泻痢后重。

主要成分

主要含有大蒜氨酸、甲基大蒜氨酸、大蒜糖。

性状特征

小根蒜：呈不规则卵圆形。表面黄白色或淡黄棕色，皱缩，半透明，有类白色膜质鳞片包被，底部有突起的鳞茎盘。质硬，角质样。有蒜臭，味微辣。

薤：呈略扁的长卵形。表面淡黄棕色或棕褐色，具浅纵皱纹。质较软，断面可见鳞叶2～3层。嚼之粘牙。

【选购秘诀】以个大、质坚、饱满、黄白色、半透明、不带花茎者为佳。

【贮藏方法】置阴凉干燥处。

【用法用量】内服，煎汤，4.5～9克（鲜者30～60克）；或入丸、散。外用，捣敷或捣汁涂。

【药用价值】行气止痛、治疗胃肠湿滞、泻痢，有醒脾助消化和止泻的作用。还是治疗胸痹的常用药。用薤根，醋捣，敷肿处，可治疗咽喉肿痛。薤头60克，煮稀饭食用，可治疗赤白痢疾。薤白、黄柏煮服也可治痢疾。

特别提示

气虚者慎服。

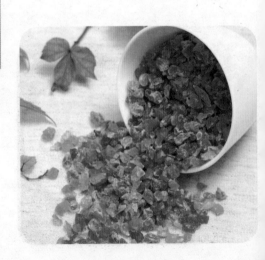

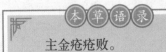

本草语录

主金疮疮败。

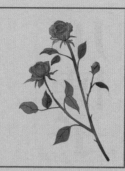

玫瑰花

【别名】刺玫花。

【来源】蔷薇科植物玫瑰 *Rosa rugosa* 的干燥花蕾。

【产地】主产于江苏、浙江、福建、山东、四川、河北等地。

【性味】性温，味甘、微苦。

【选购秘诀】以朵大、瓣厚、色紫、鲜艳、香气浓者为佳。

【贮藏方法】置阴凉干燥处，密闭保存，防潮。

【用法用量】常用量3～6克。

【药用价值】本品既能活血散瘀，又能解毒消肿，因而能消除因内分泌功能紊乱而引起的面部暗疮等症，长期服用能有效地清除自由基，消除色素沉着，令人焕发青春活力。还能治肝郁胁痛、胃脘痛、妇女月经过多。

特别提示

花店卖的一般为月季品种并非真正玫瑰。玫瑰花不宜与茶叶同用。

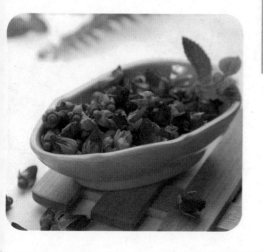

功效主治

行气解郁，和血，止痛。用于肝胃气痛，食少呕恶，月经不调，跌扑伤痛。

主要成分

花含挥发油，还含有香茅醇、鞣质、有机酸、蜡质、β-胡萝卜素等。果实含丰富的维生素C、糖类、非挥发酸等，又含多种色素，如植物黄质、γ-胡萝卜素等。

性状特征

干燥花略成半球形或不规则团状。花瓣密集，短而圆，色紫红而鲜艳，中央为黄色花蕊，下部有绿色花萼，其先端分裂成5片。下端有膨大半球形的花托。质轻而脆。气香浓郁，味微苦涩。

本草语录

和血，行血，理气。治风痹。

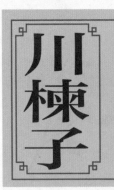

川楝子

【别名】楝实、金铃子。

【来源】楝科植物川楝 *Melia toosendan* 的干燥成熟果实。

【产地】主产于四川、湖北、贵州、河南等地。

【性味】性寒，味苦。

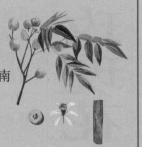

功效主治

疏肝泄热，行气止痛，杀虫。用于肝郁化火，胸胁、脘腹胀痛，疝气疼痛，虫积腹痛。

主要成分

含川楝素、生物碱、山奈醇、树脂、鞣质。

性状特征

本品呈半球状、厚片或不规则的碎块状，表面焦黄色，偶见焦斑。气焦香，味酸、苦。

【选购秘诀】以表面金黄色、肉黄白色、厚而松软者为佳。

【贮藏方法】置通风干燥处、防蛀。

【用法用量】内服，煎汤，4.5～9克；或入丸、散。外用，研末调敷。

【药用价值】本品有驱虫作用，体外试验对猪肉蛔虫有杀灭作用，但临床应用驱虫功效不及川楝皮。本品的醇浸液对白色念珠菌、新生隐球菌有较强的抑制作用。镇痛效果确实可靠，用于治疗肝气郁滞、肝胆火盛所致的腹痛、胁痛、疝痛等。还可用于治疗虫积腹痛，但主要用于镇痛，杀虫效力不大，要配其他驱虫药。

特别提示

脾胃虚寒者忌服。

本草语录

有小毒，治温疾，伤寒，大热，烦狂，杀三虫，疥，疡，利小便水道。

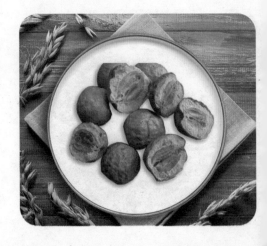

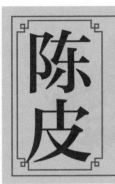

陈皮

〖别名〗川橘。

〖来源〗芸香科植物橘 *Citrus reticulata* 及其栽培变种的干燥成熟果皮。

〖产地〗全国各产橘区均产。

〖性味〗性温，味苦、辛。

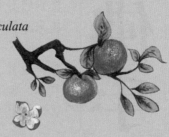

〖选购秘诀〗选择完整、干燥的陈皮为宜。

〖贮藏方法〗置通风干燥处。

〖用法用量〗内服，煎汤，3～9克。

〖药用价值〗陈皮具有调节胃肠运动的作用，对心脏有兴奋作用，能增强心肌收缩力、扩张冠状动脉、升高血压、提高机体应激能力。其提取物能抑制动物离体胃肠平滑肌运动，且有较好的抗菌能力，还具有抗氧化、抗肿瘤及抗过敏的作用。陈皮挥发油有平喘的作用。

特 别提示

气虚、阴虚燥咳者不宜，吐血患者慎服，且不适合单味使用。

▌功效主治 ◀◀

理气健脾，燥湿化痰。用于脘腹胀满，食少吐泻，咳嗽痰多。

▌主要成分 ◀◀

含橙皮苷、川陈皮素、柠檬烯、α－蒎烯、β－蒎烯、β－水芹烯等。

▌性状特征 ◀◀

呈不规则的条状或丝状。外表面橙红色或红棕色，有细皱纹和凹下的点状油室。内表面浅黄白色，粗糙，附黄白色或黄棕色筋络状维管束。气香，味辛、苦。

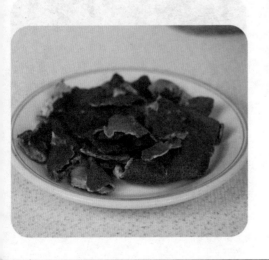

本草语录

治胸中瘕热，逆气，利水谷。

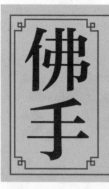

佛手

【别名】五指柑、佛手柑。

【来源】芸香科属植物佛手 *Citrus medica sarcodactylis* 的干燥果实。

【产地】主产于福建、广东、四川、江苏、浙江等地。

【性味】性温，味辛、苦、酸。

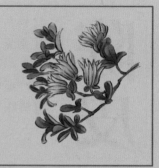

▌功效主治 ◀◀

疏肝理气，和胃止痛，燥湿化痰。用于肝胃气滞，胸胁胀痛，胃脘痞满，食少呕吐，咳嗽痰多。

▌主要成分 ◀◀

含黄酮、多糖、挥发油（橙皮苷为主）、香豆精类化合物。

▌性状特征 ◀◀

本品为类椭圆形或卵圆形的薄片，常皱缩或卷曲。长6～10厘米，宽3～7厘米，厚0.2～0.4厘米。顶端稍宽，常有3～5个手指状的裂瓣，基部略窄，有的可见果梗痕。外皮黄绿色或橙黄色，有皱纹及油点。果肉浅黄白色或淡黄色，散有凹凸不平的线状或点状维管束。质硬而脆，受潮后柔韧。气香，味微甜后苦。

【选购秘诀】以质硬而脆、干燥者为佳。

【贮藏方法】置阴凉干燥处，防霉、防蛀。

【用法用量】内服，6～9克。大剂量可用至30克。

【药用价值】佛手全身都是宝，其根、茎、叶、花、果均可入药。有理气化痰、止咳消胀、疏肝健脾、和胃等多种药用功能。用于胸闷气滞，胃脘疼痛，呕吐、食欲不振等症。花、果泡茶，有消气作用。鼓胀发肿病、女性白带病及醒酒的药剂中，佛手是其主要原料。

特别提示

阴虚有火、无气滞症状者慎服。

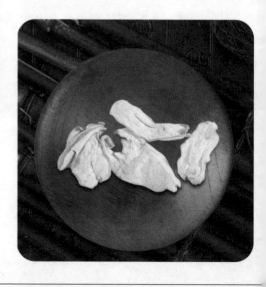

本草语录

主胸胁逆气。忧恚，惊邪恐悸，心下结痛，寒热，烦满，咳逆，止口焦舌干，利小便。久服安魂魄养神。

理血药是指能治疗血分疾病的药物。所谓的血分疾病，是以出血、瘀血、血虚为主要表现的一系列病证，所以治疗血分疾病的方法一般为止血、活血、补血三类。

止血药用于出血证，最常用于吐血、鼻衄、便血、血尿、崩漏、创伤出血等情况。其中作用于局部血管的止血药（如三七）能使血管收缩，缩短出血时间，从而达到止血的效果。前人有这样一种观点：将止血的药炒黑成炭后，止血效果会更好。现代研究证明，不少止血药炒成炭后的作用的确比生品为优，但小蓟炭等除外。

活血药用于瘀血证，最常用于冠心病、心绞痛、心肌梗死、肝胆疼痛、神经痛、瘀痛、痈疡、症瘕等一系列疾病。活血药能改善血液循环障碍，通利血脉，促进血行，消散瘀血，还能治疗局部组织增生或病变。在临床上，活血药一般较少单独使用，常随证与其他药配伍。需要注意的是由于活血药的药性能活血通经，有些还能破血，可导致流产、催产，妇女月经过多及孕妇当慎用或忌用。

补血药用于血虚证，补血药又叫养血药，能滋补生血。补血包括补心血、补肝血、健脾生血、养血调经等，广泛用于各种血虚证。补血药多滋腻黏滞，故脾虚湿阻、气滞食少者慎用。必要时，可配伍化湿行气消食药，以助运化。

第七章

理血篇

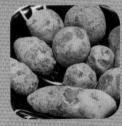

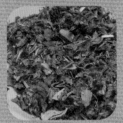

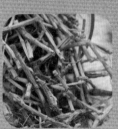

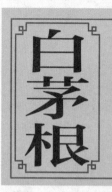

白茅根

【别名】茅草根、白花茅根。
【来源】禾本科植物白茅 Imperata cylindrica major 的干燥根茎。
【产地】全国大部分地区均产。
【性味】性寒，味甘。

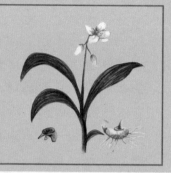

功效主治

凉血止血，清热利尿。用于血热吐血，衄血，尿血，热病烦渴，湿热黄疸，水肿尿少，热淋涩痛。

主要成分

含甘露醇、葡萄糖、果糖、蔗糖、柠檬酸、印白茅素等。

性状特征

干燥的根茎，呈细长圆柱形，有时分枝，长短不一，表面乳白色或黄白色，有浅棕黄色、微隆起的节。质轻而韧，不易折断。断面纤维性，中心黄白色，并有一小孔，外圈色白，充实，或有无数空隙如车轮状，外圈与中心极易剥离。气微，味甘。

【选购秘诀】以粗肥、色白、无须根、味甜者为佳。
【贮藏方法】置于通风干燥处保存。
【用法用量】内服，煎汤，3～15克（鲜者30～60克）；捣汁或研末。
【药用价值】可治热病的津伤口渴、血热动血所致之吐血、衄血、尿血等多种出血。并能降低血管的通透性。白茅根煎剂在试管内对福氏及宋内氏痢疾杆菌有明显的抑制作用。还因其具有利尿消肿作用，常用于治疗急性肾炎。

特别提示

脾胃虚寒，溲多不渴者忌服。

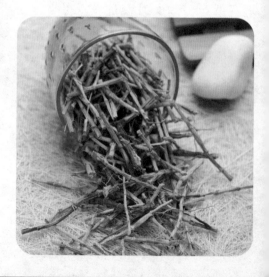

本草语录

治劳伤、虚赢，补中益气，除瘀血、血闭、寒热，利小便。

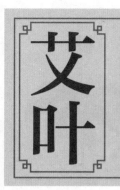

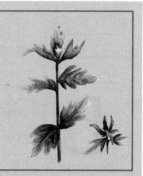

艾叶

【别名】大艾叶、杜艾叶、萎蒿。

【来源】菊科植物艾 *Artemisia argyi* 的干燥叶。

【产地】全国大部分地区多生产。

【性味】性温，味苦、辛。

【选购秘诀】以下面灰白色、绒毛多、香气浓郁者为佳。

【贮藏方法】置于通风干燥处保存。

【用法用量】内服，煎汤，3～9克；入丸、散或捣汁。外用，捣绒做炷或制成艾条熏灸，捣敷、煎水熏洗或炒热温熨。

【药用价值】具有止血作用，能缩短出血和凝血时间，可促进胃液分泌、增进食欲，但服用过多反会引起恶心、呕吐。艾叶油有止咳、平喘、祛痰、利胆、镇静的作用。

特别提示

阴虚血热者慎用。

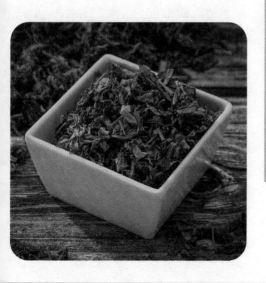

功效主治

温经止血，散寒止痛；外用祛湿止痒。用于吐血，衄血，崩漏，月经过多，胎漏下血，少腹冷痛，经寒不调，宫冷不孕；外治皮肤瘙痒。醋艾炭温经止血，用于虚寒性出血。

主要成分

主含挥发油、黄酮类、萜类、苯丙素类、有机酸类、甾体类、多糖类及微量元素等，挥发油中含桉叶素、樟脑、龙脑、松油醇、石竹烯、α-侧柏酮、α-水芹烯、β-蒎烯、2-己烯醛、2-甲基丁醇、β-谷甾醇、水合樟烯、柠檬烯等。

性状特征

干燥的叶片，多皱缩、破碎，有短柄，叶片略呈羽状分裂，裂片边缘有不规则的粗锯齿。叶面灰绿色，生有软毛，叶背密生灰白色绒毛。质柔软。气清香，味苦。

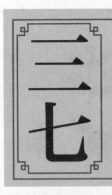

三七

【别名】金不换、参三七、田三七。

【来源】五茄科植物三七 *Panax notoginseng* 的干燥根和根茎。

【产地】主产于云南、广西等地。

【性味】性温，味甘、微苦。

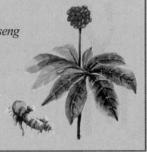

功效主治

散瘀止血，消肿定痛。用于咯血，吐血，衄血，便血，崩漏，外伤出血，胸腹刺痛，跌扑肿痛。

主要成分

含三七皂苷、人参皂苷等多种皂苷，还含有槲皮素及其苷，谷甾醇及其葡萄糖苷。

性状特征

干燥的根呈不规则类圆柱形或纺锤形，顶端有根茎残基。外表灰黄色或灰褐色，具断续的纵皱纹及横向隆起之皮孔，有支根的断痕。质坚实，不易折断，气微，味先苦而后微甜。

【选购秘诀】以个大坚实、体重皮细、断面棕黑色、无裂痕者为佳。

【贮藏方法】置阴凉干燥处、防蛀。

【用法用量】内服，煎汤，4.5～15克；研末，1.5～3克。外用，磨汁涂、研末撒或调敷。

【药用价值】具良好的止血功效，利用三七治疗各种外伤出血、内脏血证在临床上已得到广泛应用。且能促进各类细胞分裂生长、增加数目，具有显著补血功效。还能显著提高巨噬细胞吞噬率，提高血液中淋巴细胞的百分比。对于活血化瘀、祛瘀生新还有独特的疗效。

特别提示

孕妇忌服。

本草语录

止血，散血，定痛。金刃箭伤，跌扑杖疮，血出不止者，嚼烂涂，或为末掺之，其血即止。

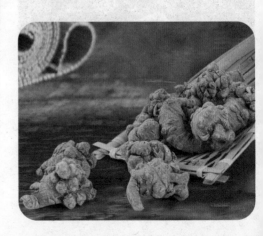

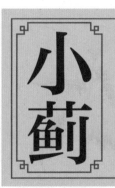

小蓟

【别名】刺儿菜、小蓟姆。
【来源】菊科植物刺儿菜 Cirsium setosum 的干燥地上部分。
【产地】全国各地均产。
【性味】性凉，味甘、苦。

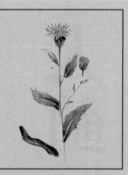

【选购秘诀】选择干燥的鲜品，断面呈纤维状为好。

【贮藏方法】置于通风干燥处保存。

【用法用量】内服，煎汤，3.5～9克（鲜者30～60克）；捣汁或研末。外用，捣敷或煎水洗。

【药用价值】含有生物碱，具有止血作用，能收缩血管，使凝血时间和凝血酶原时间缩短。临床上常用于治疗热证出血，尤其是血淋和月经过多，咯血、吐血、鼻衄、便血亦可用。还可用于治疗疮疡，产后子宫收缩不全及血崩等症，此外，对于治疗传染性肝炎也有很好的疗效。本品煎剂还有很好的抗菌作用。

特别提示

脾胃虚寒及血瘀者忌服。

功效主治

凉血止血，散瘀解毒消痈。用于衄血，吐血，尿血，血淋，便血，崩漏，外伤出血，痈肿疮毒。

主要成分

含刺槐苷、芸香苷、原儿茶酸、咖啡酸、绿原酸、生物碱、蒲公英甾醇。

性状特征

呈不规则的段。茎呈圆柱形，表面灰绿色或带紫色，具纵棱和白色柔毛。切面中空。叶片多皱缩或破碎，叶齿尖具针刺；两面均具白色柔毛。头状花序，总苞钟状；花紫红色。气微，味苦。

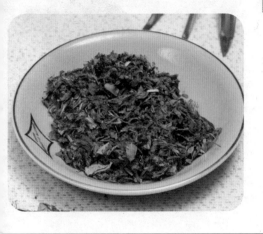

本草语录

清火疏风豁痰，解一切疔疮痈疽肿毒。

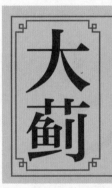

大蓟

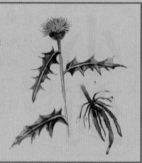

【别名】将军草、牛口刺、马刺草。

【来源】菊科植物蓟 *Cirsium japonicum* 的干燥地上部分。

【产地】全国大部分地区均产。

【性味】性凉，味甘、苦。

功效主治 «

凉血止血，祛瘀消肿。用于治疗衄血、吐血、尿血、便血、崩漏下血、外伤出血、痈肿疮毒。

主要成分 «

含黄酮类、甾醇类、木脂素类、长链炔烯醇类、苷类和挥发油类化合物。

性状特征 «

呈不规则的段。茎呈圆柱形，表面绿褐色，有数条纵棱，被丝状毛；切面灰白色，髓部疏松或中空。叶皱缩，多破碎，边缘具不等长的针刺；两面均具灰白色丝状毛。头状花序顶生。气微，味淡。

【选购秘诀】以质硬脆、气微、味甘而微苦的为佳。

【贮藏方法】置通风干燥处。

【用法用量】煎汤，或外用捣烂敷患处。每次 15 ~ 20 克。

【药用价值】有凉血、破瘀止血的作用。主治热证出血，鼻衄、牙龈出血、咯血、便血均可用。还具有抑菌、降压、利尿、散痈肿等作用，能降低脂质过氧化物形成。还有抗肿瘤、杀线虫的作用。对于汤火烫伤、漆疮、疔疖、疮疡、红肿疼痛有治疗作用。此外，还能治疗肺结核。

特别提示

脾胃虚寒者忌用。

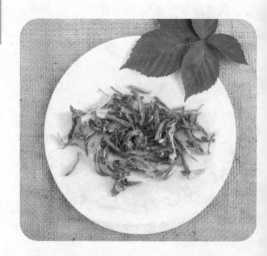

本草语录

主治女子赤白沃，安胎。止吐血、衄鼻、令人肥健。

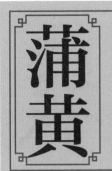

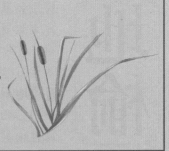

蒲黄

【别名】草蒲黄、蒲草黄。

【来源】香蒲科植物水烛香蒲 *Typha angustifolia*、东方香蒲 *T. orientalis* 或同属植物的干燥花粉。

【产地】全国大部分地区均产。

【性味】性平，味甘。

【选购秘诀】以色鲜黄、光滑、纯净者为佳。

【贮藏方法】置干燥通风处，防潮、防蛀。

【用法用量】5～10克，包煎。外用适量，敷患处。

【药用价值】蒲黄煎液及其提取物能使家兔凝血时间明显缩短，血小板数量增加、凝血酶原时间缩短。蒲黄粉外用对犬动脉出血有止血作用。本品还可降血压、增加肠蠕动，用于治疗大便脓血样、腹部闷痛属于慢性结肠炎者。还能促进血液循环、降低血脂、防止动脉硬化、保护高脂血症所致的血管内皮损伤、兴奋子宫收缩、增强免疫力等作用。

特别提示

孕妇慎服。

▌功效主治 ◀◀

止血，化瘀，通淋。用于吐血，衄血，咯血，崩漏，外伤出血，经闭痛经，胸腹刺痛，跌扑肿痛，血淋涩痛。

▌主要成分 ◀◀

主含有黄酮类、甾醇类成分氨基酸、挥发油、有机酸及微量元素等。

▌性状特征 ◀◀

为黄色粉末。体轻，放水中则飘浮水面。手捻有滑腻感，易附着手指上。气微，味淡。

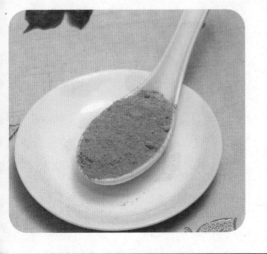

本草语录

治心腹膀胱寒热，利小便，止血，消瘀血。

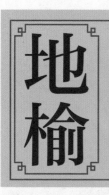

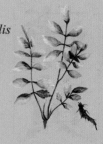

地榆

【别名】白地榆、地榆炭。

【来源】蔷薇种植物地榆 *Sanguisorba officinalis* 或长叶地榆 *S. officinalis longifolia* 的干燥根。后者习称"绵地榆"。

【产地】主产于东北地区、内蒙古、山西、陕西、河南等地。

【性味】性寒，味苦、酸、涩。

功效主治

凉血止血，解毒敛疮。用于便血，痔血，血痢，崩漏，水火烫伤，痈肿疮毒。

主要成分

含鞣质，主要是地榆素及地榆酸双内酯、地榆苷 -A ~ E 等。

性状特征

呈不规则的类圆形片或斜切片。外表皮灰褐色至深褐色。切面较平坦，粉红色、淡黄色或黄棕色，木部略呈放射状排列；皮部有多数黄棕色绵状纤维。气微，味微苦涩。

【选购秘诀】生药材以条粗、质坚、断面粉红色者为佳。

【贮藏方法】置干燥处。

【用法用量】内服，煎汤，6 ~ 18 克；或入丸、散。外用，捣汁或研末外涂。

【药用价值】主治血热妄行引起的多种出血证，如便血、尿血、痔疮出血及妇女崩漏等症。外用可治水火烫伤、湿疹、湿疮、皮肤溃烂等。还可以治疗结核性脓疡、慢性骨髓炎，以及湿疹等皮肤病。

特 别提示

证属虚寒者慎用。对于大面积烧伤，不宜使用地榆制剂外涂，以防其所含水解型鞣质被身体大量吸收而引起中毒性肝炎。

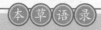

本草语录

主妇人乳痓痛，七伤，带下病，止痛，除恶肉，止汗，疗金疮。

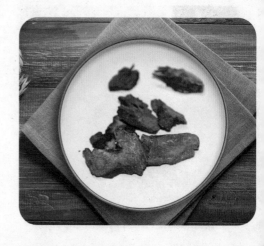

侧柏叶

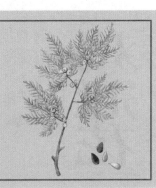

【别名】柏叶、丛柏叶。
【来源】柏科植物侧柏 *Platycladus orientalis* 的干燥枝梢和叶。
【产地】全国大部分地区均产。
【性味】性寒，味苦、涩。

【选购秘诀】以叶嫩、青绿色，无碎末者为佳。

【贮藏方法】置干燥处。

【用法用量】内服，煎汤，6~8克；或入丸、散。外用，煎水洗，捣敷或研末调敷。

【药用价值】本品能镇咳、祛痰、止血。对结核杆菌的生长有抑制作用，对肺炎球菌、卡他球菌有抑制作用。此外侧柏叶可抗肿瘤、止血，还有促毛发生长等作用。

特别提示

本品多服久服后可有头晕、恶心、胃部不适、食欲减退等不良反应。

功效主治

凉血止血，化痰止咳，生发乌发。用于吐血、衄血、咯血、便血、崩漏下血，肺热咳嗽，血热脱发，须发早白。

主要成分

含挥发油，油中主要为 α-侧柏酮、小茴香酮、侧柏烯等，黄酮类含槲皮素、杨梅树素等。

性状特征

多分枝，小枝扁平。叶细小鳞片状，交互对生，贴伏于枝上，深绿色或黄绿色。质脆，易折断。气清香，味苦涩、微辛。

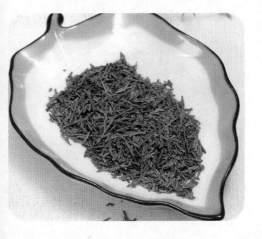

本草语录

主吐血、衄血，痢血崩中赤白。轻身益气，令人耐寒暑，去湿痹，止饥。

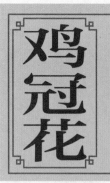

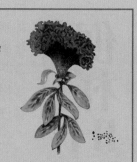

【别名】鸡髻花、鸡公花、鸡角枪。

【来源】苋科植物鸡冠花 *Celosia cristata* 的干燥花序。

【产地】全国大部地区均栽培。

【性味】性凉，味甘、涩。

功效主治

收敛止血，止带，止痢。用于吐血，崩漏，便血，痔血，赤白带下，久痢不止。

主要成分

含黄酮类（有槲皮素、山柰酚和异鼠李素）、皂苷类（鸡冠花苷、青葙苷等）、有机酸类和萜类化合物等。

性状特征

为不规则的块段。扁平，有的呈鸡冠状。表面红色、紫红色或黄白色。可见黑色扁圆肾形的种子。气微，味淡。

【选购秘诀】以朵大而扁，色泽鲜艳的白鸡冠花较佳，色红者次之。

【贮藏方法】置于通风干燥处保存。

【用法用量】内服，煎汤，4.5~9克；或入丸、散。外用，煎水熏洗。

【药用价值】可治便血、痔血、痢疾、咯血、吐血。鸡冠花全草，水煎，内服外洗，治荨麻疹。鸡冠花籽15~20克，红枣7枚，水煎服，治夜盲、目翳。还具有防止肝损伤，增强抗氧化能力，消除自由基而表现出抗衰老作用，以及强大的抗阴道毛滴虫作用，可以作为抗肿瘤药物开发使用。

特别提示

食用相克，忌鱼腥、猪肉。

本草语录

治痔漏下血，赤白下痢，崩中，赤白带下，分赤白用。

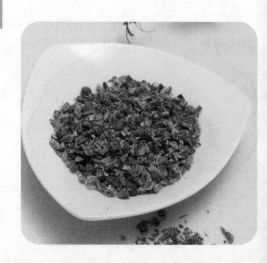

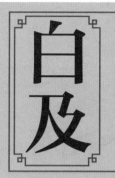

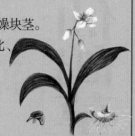

白及

【别名】白根、白芨。

【来源】兰科植物白及 *Bletilla striata* 的干燥块茎。

【产地】主产于贵州、四川、湖南、湖北、河南、浙江、陕西等地；安徽、云南、江西、甘肃、江苏、广西等地亦产。

【性味】性微寒，味苦、甘、涩。

【选购秘诀】以根茎肥厚、色白明亮、个大坚实、无须根者为佳。

【贮藏方法】置通风干燥处。

【用法用量】常用量6～15克，研末吞服3～6克。外用适量。

【药用价值】本品有止血、促进伤口愈合、抗胃溃疡等作用。临床上常用于体内外各种出血，尤多用于肺胃出血之证。治体内出血可单味研末，糯米汤调服。体外出血可单味研末水调外敷。用于痈肿疮疡、水火烫伤等，可研末，麻油调涂。还有抗菌、抗炎、抗肿瘤作用。

特别提示

外感咯血、肺痈初起及肺胃有实热者忌服。本品忌与附子、乌头配伍。

功效主治

收敛止血，消肿生肌。用于咯血，吐血，外伤出血，疮疡肿毒，皮肤皲裂。

主要成分

含白及胶质（白及甘露聚糖），并含有抗菌活性化合物等。

性状特征

呈不规则扁圆形，多有2～3个爪状分枝，饮片呈不规则的薄片。外表皮灰白色至灰棕色黄白色。切面类白色至黄白色，角质样，半透明，维管束小点状，散生。质坚硬。气微，味苦，嚼之有黏性。

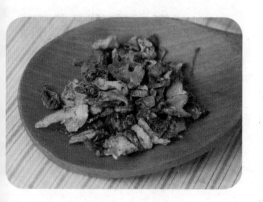

本草语录

主痈肿恶疮败疽，伤阴死肌，胃中邪气，贼风痱缓不收。

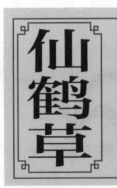

【别名】龙牙草、脱力草。
【来源】蔷薇科植物龙芽草 *Agrimonia pilosa* 的干燥地上部分。
【产地】全国各地均产。
【性味】性平，味苦、涩。

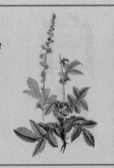

仙鹤草

功效主治

收敛止血，截疟，止痢，解毒，补虚。用于咯血，吐血，崩漏下血，疟疾，血痢，痈肿疮毒，阴痒带下，脱力劳伤。

主要成分

黄酮类、酚类，异香豆素类、挥发油类、五环三萜类和有机酸类等。

性状特征

为不规则的段，茎下部圆柱形，有纵沟和棱线，有节。切面中空。叶多破碎，暗绿色，边缘有锯齿；托叶抱茎。有时可见黄色花或带钩刺的果实。气微，味微苦。

【选购秘诀】以梗紫红色、枝嫩、叶完整者为佳。

【贮藏方法】置通风干燥处。

【用法用量】内服，煎汤，3～15克（鲜者15～30克）；捣汁或入散剂。外用，捣敷。

【药用价值】有抗氧化、抗肿瘤、抗炎、抑菌、降血糖等药效。对多种肿瘤细胞具有抑制作用，还能治疗急慢性痢疾、梅尼埃病、儿童原发免疫性血小板减少症等疾病，对紫外线辐射引起的细胞损伤也有一定的保护作用。仙鹤草的水提取液在试管内对金黄色葡萄球菌、大肠杆菌、绿脓杆菌、福氏痢疾杆菌、伤寒杆菌、人型结核杆菌均有抑制作用。

特别提示

一般来说，单用效果较缓，往往需配合其他止血药同用。

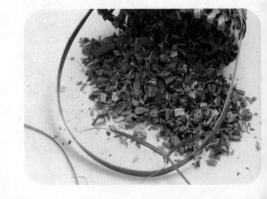

本草语录

治瘰病。

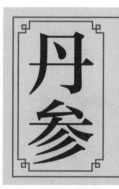

丹参

【别名】紫丹参、活血根。

【来源】唇形科植物丹参 *Salvia miltiorrhiza* 干燥根和根茎。

【产地】主产于安徽、山西、河北、四川、江苏等地。

【性味】性微寒，味苦。

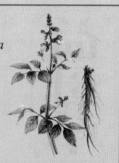

【选购秘诀】以条粗、内紫黑色，有菊花状白点，紫红色者为佳。

【贮藏方法】置于干燥处。

【用法用量】内服，煎汤，9～15克；或入丸、散。外用，熬膏涂或煎水熏洗。

【药用价值】具有扩张血管、降压、调节免疫力的作用，对肝细胞的损伤有一定的保护作用。对葡萄球菌、大肠杆菌、变形杆菌有强力的抑制作用，对伤寒杆菌、痢疾杆菌有一定的抑菌作用。还能清除自由基，阻止钙的超载，以及抗肿瘤作用，加强对肿瘤患者器官的保护作用。

特别提示

　　出血不停的人慎用，服用后有不良反应者慎用。

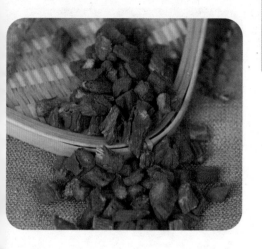

功效主治 《

　　活血祛瘀，通经止痛，清心除烦，凉血消痈。用于胸痹心痛，脘腹胁痛，癥瘕积聚，热痹疼痛，心烦不眠，月经不调，经痛、经闭，疮疡肿痛。

主要成分 《

　　含丹参酮 I、丹参酮 II A、异丹参酮 I、隐丹参酮、异隐丹参酮、甲基丹参酮、羟基丹参酮等。

性状特征 《

　　呈类圆形或椭圆形的厚片。外表皮棕红色或暗棕红色，粗糙，具纵皱纹。切面有裂隙或略平整而致密，有的呈角质样，皮部棕红色，木部灰黄色或紫褐色，有黄白色放射状纹理。气微，味微苦涩。

本草语录

　　治心腹邪气，肠鸣幽幽如走水，寒热积聚，破症，除瘕，止烦满，益气。

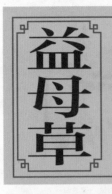

益母草

【别名】坤草、月母草。

【来源】唇形科植物益母草 *Leonurus japonicus* 的新鲜或干燥地上部分。

【产地】全国各地均产。

【性味】性微寒，味辛、苦。

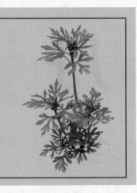

功效主治

活血调经，利尿消肿，清热解毒。用于月经不调，痛经经闭，恶露不尽，水肿尿少，疮疡肿毒。

主要成分

含益母草碱、水苏碱、芸香碱、延胡索酸、亚麻酸、P-亚油酸、月桂酸、苯甲酸等。

性状特征

干燥全草呈黄绿色。饮片呈不规则的段，茎方形，四面凹下成纵沟，灰绿色或黄绿色。切面中部有白髓。叶片灰绿色，多皱缩、破碎。轮伞花序腋生，花黄棕色，花萼筒状，花冠二唇形。气微，味微苦。

【选购秘诀】以质嫩、叶多、色灰绿者为佳。

【贮藏方法】置干燥处。

【用法用量】内服，煎汤，3～18克；熬膏或入丸、散。外用，煎水洗或捣敷。

【药用价值】善于活血，祛瘀，调经，为妇科经产要药。治血滞经闭、痛经、产后瘀滞腹痛、恶露不尽，可单用本品熬膏服，如益母草流浸膏，也可配当归、川芎等，加强活血调经之功，如益母丸。治水瘀互阻的水肿，可单用，也可配白茅根、泽兰等。现代常用于肾炎和冠心病等病的治疗。

特 别提示

阴虚血少者忌服，孕妇禁用。

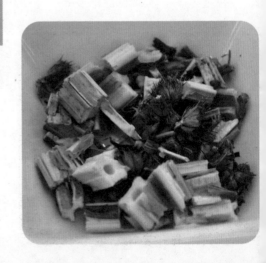

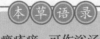

本草语录

治瘾疹痒，可作浴汤。

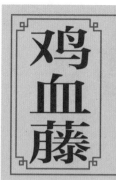

鸡血藤

【别名】血风藤、崖豆藤。

【来源】豆科植物密花豆 *Spatholobus suberectus* 的干燥藤茎。

【产地】主产于广西、云南等地。

【性味】性温，味苦、甘。

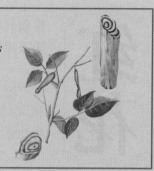

【选购秘诀】以条匀、切面有赤褐色层圈、分泌物多者为佳。

【贮藏方法】置于通风干燥处保存。

【用法用量】内服，煎汤，9～15克（大剂量30克）；或浸酒。

【药用价值】动物试验证明，本品有一定的镇静、催眠作用。密花豆干燥根的煎剂对蟾蜍心脏有抑制作用，可使麻醉兔及犬的血压下降。用鸡血藤制成糖浆，每日服用3次，每次10～30毫升，可治疗闭经。本品有活血镇痛的功效，可治疗贫血性之神经麻痹症，对于放射线引起的白血病也有一定疗效。

特别提示

阴虚火亢者慎用。

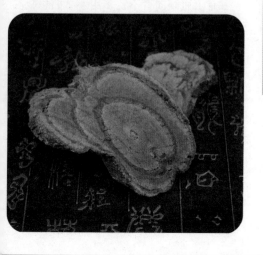

功效主治

活血补血，调经止痛，舒筋活络。用于月经不调，痛经，经闭，风湿痹痛，麻木瘫痪，血虚萎黄。

主要成分

含鞣质、多种异黄酮、二氢黄酮、查耳酮、拟雌内酯类、三萜类和甾醇类成分。

性状特征

为椭圆形、长矩圆形或不规则的斜切片。栓皮灰棕色，有的可见灰白色斑，栓皮脱落处显红棕色。质坚硬。切面木部红棕色或棕色，导管孔多数；韧皮部有树脂状分泌物呈红棕色至黑棕色，与木部相间排列呈数个同心性椭圆形环或偏心性半圆形环；中心（髓部）偏向一侧。气微，味涩。

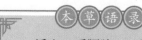

本草语录

活血，暖腰膝，已风瘫。

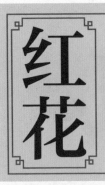

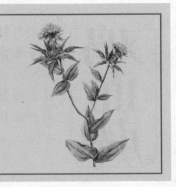

红花

【别名】红蓝花、刺红花、草红花。

【来源】菊科植物红花 *Carthamus tinctorius* 的干燥花。

【产地】主产于河南、河北、浙江、四川、云南等地。

【性味】性温，味辛。

功效主治

活血通经，散瘀止痛。用于经闭，痛经，恶露不行，症瘕痞块，胸痹心痛，瘀滞腹痛，胸胁刺痛，跌扑损伤，疮疡肿痛。

主要成分

含红花苷、红花醌苷、新红花苷，另含红花素、红花黄色素、二十九烷、棕榈酸、月桂酸等。

性状特征

为不带子房的管状花，长1～2厘米。表面红黄色或红色。花冠筒细长，先端5裂，裂片呈狭条形，长5～8毫米；雄蕊5，花药聚合成筒状，黄白色；柱头长圆柱形，顶端微分叉。质柔软。气微香，味微苦。

【选购秘诀】以花片长、色鲜红、质柔软者为佳。

【贮藏方法】置于干燥处保存，防潮、防霉。

【用法用量】内服，煎汤，3～6克；入散剂或浸酒，鲜者捣汁。外用适量。

【药用价值】红花水提液有轻度兴奋心脏、增加冠脉流量的作用。对已孕或未孕子宫均有兴奋作用。血滞经闭，可配桃仁、当归、川芎等。治心脉瘀阻、胸痹心痛，可配桂枝、瓜蒌、丹参等。治跌打损伤，瘀滞肿痛，配苏木、乳香、没药等；或可用红花油涂搽。此外，取红花、艾草适量水煎液泡脚，可缓解痛经症状。

特别提示

有出血倾向者不宜多用。孕妇忌服。

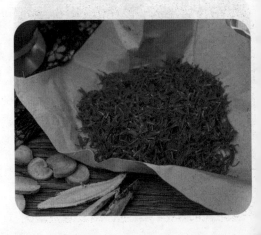

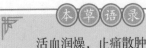

本草语录

活血润燥，止痛散肿，通经。

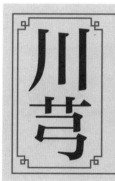

川芎

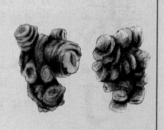

【别名】京芎、抚芎。

【来源】伞形科植物川芎 Ligusticum chuanxiong 的干燥根茎。

【产地】主产于四川（都江堰市、崇庆）。云南、贵州亦产。

【性味】性温，味辛。

【选购秘诀】以个大饱满、质坚实、断面色黄白、油性大、香气浓者为佳。

【贮藏方法】置阴凉干燥处，防蛀。

【用法用量】内服，煎汤，3～6克；或入丸、散。外用，研末撒或调敷。

【药用价值】能扩张冠状动脉，降低心肌耗氧量，降低外周血管阻力；降低血压。能抑制体内及体外的血小板聚集，预防血栓形成，并能通过血脑屏障，故可用于治疗中枢神经系统及脑血管疾病。对于排脓消瘀血也有很好的作用。治腰脚软弱，半身不遂，腹内冷痛，止泻痢。此外，本品还有抗放射作用。

特别提示

阴虚火旺，上盛下虚及气弱之人忌服。

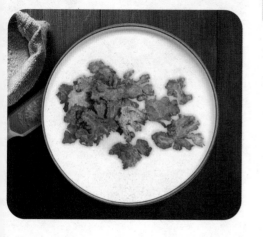

功效主治

活血行气，祛风止痛。用于胸痹心痛，胸胁刺痛，跌扑肿痛，月经不调，经闭痛经，症瘕腹痛，头痛，风湿痹痛。

主要成分

含有生物碱、阿魏酸、挥发油和一种中性结晶物。

性状特征

根茎呈不整齐结节状拳形团块，饮片为不规则厚片，外表皮灰褐色或褐色，有皱缩纹。切面黄白色或灰黄色，具有明显波状环纹或多角形纹理，散生黄棕色油点。质坚实。气浓香，味苦、辛，微甜。

本草语录

治中风入脑，头痛，寒痹，筋挛缓急，金创，妇人血闭，无子。

赤芍

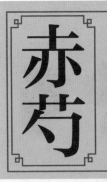

【别名】山芍药、草芍药。

【来源】毛茛科植物芍药 *Paeonia lactiflora* 或川赤芍 *P. veitchii* 的干燥根。

【产地】主产于内蒙古、东北、河北、陕西、山西、甘肃、四川、青海、云南等地。

【性味】性微寒，味苦。

功效主治

清热凉血，散瘀止痛。用于温毒发斑，吐血衄血，目赤肿痛，肝郁胁痛，经闭痛经，症瘕腹痛，跌扑损伤，痈肿疮疡。

主要成分

含苷类化合物（芍药苷、芍药内酯苷、苯甲酰芍药苷）、苯甲酸、鞣质等。

性状特征

本品呈圆柱形，稍弯曲，长5～40厘米，直径0.5～3厘米。表面棕褐色，粗糙，有纵沟及皱纹，并有须根痕及横长的皮孔样突起，有的外皮易脱落。质硬而脆，易折断，断面粉白色或粉红色，皮部窄，木部放射状纹理明显，有的有裂隙。气微香，味微苦、酸涩。

【选购秘诀】以根长、外皮易脱落、断面白色、粉性大、习称"糟皮粉渣"者为佳。

【贮藏方法】置通风干燥处。

【用法用量】煎服，6～12克。

【药用价值】赤芍药总苷能通过对凝血系统和血小板功能的影响而产生抗血栓的作用，还能调节机体微循环、降低血清、血浆黏度、延长凝血酶原时间。赤芍能改善红细胞的通透性，稳定红细胞膜结构，并能改善肝脏微循环。对缺血性损伤和动脉粥样硬化也有很好的改善作用。

特别提示

血虚有寒、孕妇及月经过多者忌用。不宜与藜芦同用。

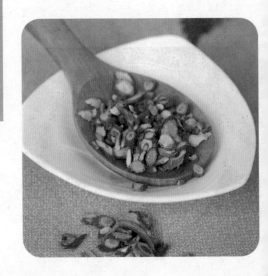

本草语录

入肝行血。

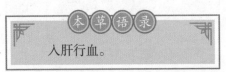

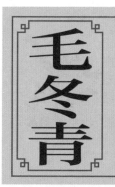

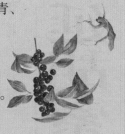

毛冬青

【别名】乌尾丁、痛树、六月霜、茶叶冬青、水火药、喉毒药。

【来源】冬青科植物毛冬青 Ilex pubescens 的干燥根。

【产地】主产于广东、广西、福建、江西。

【性味】性平，味苦。

【选购秘诀】以表面黄白色、木部放射纹理明显为佳。

【贮藏方法】放箱内或其他容器内，置干燥处。

【用法用量】内服，煎汤，30 ~ 90 克。外用，煎汁涂或浸泡。

【药用价值】本品具有扩张冠状动脉、降压、扩张外周血管的作用。经动物实验证明，有效成分为黄酮苷，能使冠状动脉血液量增加，作用较强而持久。

特别提示

有出血性疾病、出血倾向和月经过多者应慎用。此外，本品略有小毒，不宜大量久服。

功效主治

清热解毒、活血通络。主风热感冒、肺热喘咳、咽痛、乳蛾、牙龈肿痛、胸痹心痛、中风偏瘫、丹毒、烧烫伤、痈疽。

主要成分

根含有效成分为黄酮苷。还含酚类、甾醇、鞣质、三萜、氨基酸、糖类等。

性状特征

根呈圆柱形，稍弯曲，表面灰褐色至棕褐色。商品为块片状，大小不等，外皮稍粗糙。质坚实，不易折断，木部发达，黄白色，年轮、射线较明显。气微，味苦涩而后甘。

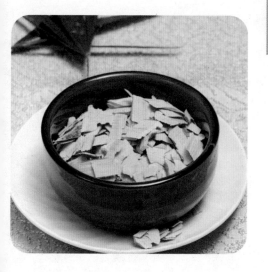

本草语录

清热解毒，消肿止痛，利小便。

延胡索

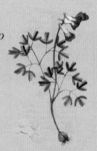

【别名】延胡、玄胡索、元胡索。

【来源】罂粟科植物延胡索 *Corydalis yanhusuo* 的干燥块茎。

【产地】主产于浙江，为"浙八味"之一。

【性味】性温，味辛、苦。

功效主治

活血，行气，止痛。用于胸胁、脘腹疼痛，胸痹心痛，经闭痛经，产后瘀阻，跌扑肿痛。

主要成分

从延胡索的块茎中共提取出生物碱10余种，有紫堇碱、消旋四氢掌叶防己碱、原阿片碱、氢岩黄连碱、去氢紫堇达明碱、白元胡碱等。

性状特征

呈不规则扁球形，直径0.5～1.5厘米，表面黄色或黄褐色，顶端中间有略凹陷的茎痕，底部或有疙瘩状突起。质坚硬而脆，断面黄色，角质样，有蜡样光泽。无臭，味苦。

【选购秘诀】以个大、饱满、质坚、色黄、内色黄亮者为佳。

【贮藏方法】置干燥处、防蛀。

【用法用量】3～10克；研末吞服，一次1.5～3克。

【药用价值】延胡素具有较强的镇静、镇痛作用。其所含的去氢延胡索甲素等成分能抑制胃酸分泌，对实验性胃溃疡有保护作用；本品所含的去氢延胡索甲素还能增加冠脉血流量及心肌营养血流量，防止心肌缺血。还有解痉挛、抗惊厥、中枢性镇吐等作用。在临床上为止痛常用药。

特别提示

孕妇忌服。

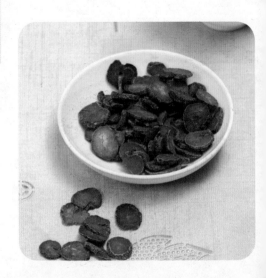

本草语录

主破血，产后诸病因血所为者。

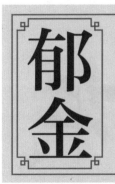

【别名】 黄郁、金丝郁金、温郁金。

【来源】 姜科植物温郁金 *Curcuma wenyujin*、黄丝郁金 *C. Longa*、桂郁金 *C. kwangsiensis* 或绿丝郁金 *Curcuma phaeocaulis* 的干燥块根。

【产地】 主产于四川、浙江。

【性味】 性寒，味辛、苦。

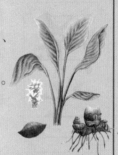

【选购秘诀】 均以质坚实、外皮皱纹细、断面色黄者为佳。一般认为黄丝郁金质量最佳。

【贮藏方法】 置阴凉干燥处。

【用法用量】 内服，煎汤，6～9克；或入丸、散。外用，煎水洗或研末调敷。

【药用价值】 具有能减轻高脂血症的作用。能促进胆的分泌和排泄功能，且能抑制存在胆囊中的微生物；常配茵陈、栀子治肝胆湿热型黄疸；配伍金钱草等，治胆石症。配丹参、延胡索、苦杏仁等，治胸胁损伤，胸闷疼痛。治湿温病湿浊蒙闭心窍者，配菖蒲、栀子等，如菖蒲郁金汤。治癫狂、癫痫痰火蒙心者，配白矾，如白金丸。还能单味煎服治疗妇女逆经。此外，姜黄素对肝脏有保护作用。

特 别提示

阴虚失血及无气滞血瘀者忌服，孕妇慎服。

功效主治 «

活血止痛，行气解郁，清心凉血，利胆退黄。用于胸胁刺痛，胸痹心痛，经闭痛经，乳房胀痛，热病神昏，癫痫发狂，血热吐衄，黄疸尿赤。

主要成分 «

块根含挥发油约 6%，油的主要成分为姜黄烯 65.6%、樟脑 2.5%、莰烯 0.8%。对肝细胞损伤有抑制作用的成分为姜黄素、香豆素、阿魏酸、乙烷。

性状特征 «

饮片呈椭圆形或长条形薄片。外表皮灰黄色、灰褐色至灰棕色，具不规则的纵皱纹。切面灰棕色、橙黄色至灰黑色。角质样，内皮层环明显。

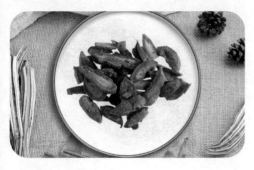

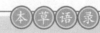

本 草 语 录

治血气心腹痛，产后败血冲心欲死，失心癫狂。

泽兰

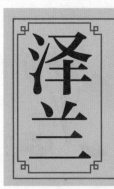

【别名】地环秧、地溜秧、甘露秧。

【来源】唇形科植物毛叶地瓜儿苗 *Lycopus lucidus hirtus* 的干燥地上部分。

【产地】全国大部地区均产。

【性味】性微温，味苦、辛。

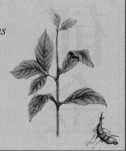

功效主治

活血调经，祛瘀消痈，利水消肿。用于月经不调，经闭，痛经，产后瘀血腹痛，疮痈肿毒，水肿腹水。

主要成分

全草含挥发油、葡萄糖苷、鞣质和树脂，还含黄酮苷、酚类、氨基酸。果实含葡萄糖、半乳糖、泽兰糖。

性状特征

呈不规则的段。茎方柱形，四面均有浅纵沟，表面黄绿色或带紫色，节处紫色明显，有白色茸毛。切面黄白色，中空。叶多破碎，展平后呈披针形或长圆形，边缘有锯齿。有时可见轮伞花序。气微，味淡。

【选购秘诀】以叶多、色绿、不破碎、茎短、质嫩者为佳。

【贮藏方法】置通风干燥处。

【用法用量】内服，煎汤，4.5～9克；或入丸、散。外用，捣敷或煎水熏洗。

【药用价值】本品为妇科常用药，治血瘀闭经、痛经、月经稀少。通经效果良好，与它的抗血栓作用有关。虽药性较和缓，但仍要与补益气血之品同用，使消中有补。治产后浮肿，有利尿作用。对于产后腹痛、血滴腰痛有很好的治疗效果。此外，还有保护胃黏膜、保肝护肝、抗急性肝衰竭的作用，能改善肾功能、调节凝血功能及杀菌等。

特别提示

无瘀血者慎服。

本草语录

治乳妇内衄，中风余疾，大腹水肿，身面四肢浮肿，骨节中水，金疮，痈肿疮脓。

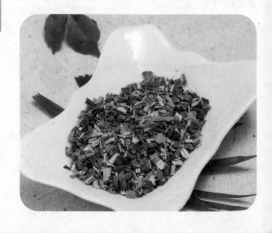

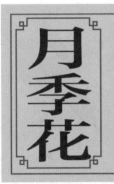

月季花

【**别名**】月月红、月季红。

【**来源**】蔷薇科植物月季花 *Rosa chinensis* 的干燥花。

【**产地**】全国大部分地区都有生产。

【**性味**】性温，味甘。

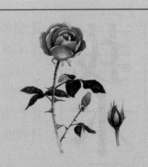

【**选购秘诀**】以紫红色、半开放的花蕾、不散瓣、气味清香者为佳。

【**贮藏方法**】置阴凉干燥处，防压，防蛀。

【**用法用量**】内服，煎汤或研末，3～6克。外用，捣敷。

【**药用价值**】具活血、调经、解毒的功效。主治月经不调、痛经，妇女肝气不舒、气血失调、经脉瘀阻不畅导致的胸腹疼痛、食欲不振、恶心、呕吐等症，可配伍攻瑰花、当归、香附等同用，以疏肝解郁。还可用于治疗跌打损伤、痈肿疮疖等病症。

特别提示

本品久服多服能引起大便溏泄，故脾胃虚弱者慎用；孕妇亦慎用。

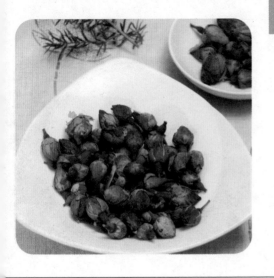

功效主治

活血调经，疏肝解郁。用于气滞血瘀，月经不调，痛经，闭经，胸胁胀痛。

主要成分

含挥发油，主要为萜烯类化合物，并含槲皮苷、鞣质。

性状特征

呈类球形，直径1.5～2.5厘米。花托长圆形，暗绿色，先端尾尖；花瓣呈覆瓦状排列，有的散落，长圆形，紫红色或淡紫红色；雄蕊多数，黄色。体轻，质脆。气清香，味淡、微苦。

本草语录

活血，消肿，敷毒。

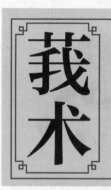

莪术

【别名】蓝心姜、黑心姜、姜黄头。

【来源】姜科植物蓬莪术 Curcuma phaeocaulis、广西莪术 C. kwangsiensis 或温郁金 C. wenyujin 的干燥根茎，后者习称"温莪术"。

【产地】主产于广西、四川。

【性味】性温，味苦、辛。

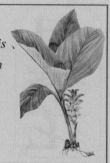

▌功效主治 ◄

行气破血，消积止痛。用于症瘕痞块，瘀血经闭，胸痹心痛，食积胀痛。

▌主要成分 ◄

均以含挥发油为主。蓬莪术和温莪术油中的主要成分为莪术醇和莪术二酮，是抗癌有效成分。广西莪术油中主要成分为吉马酮、异莪术酮等。

▌性状特征 ◄

饮片呈类圆形或椭圆形的厚片。外表皮灰黄色或灰棕色，有时可见环节或须根痕。切面黄绿色、黄棕色或棕褐色，内皮层环纹明显，散在"筋脉"小点。气微香，味微苦而辛。

【选购秘诀】以个均匀、质坚实、断面灰褐色者为佳。

【贮藏方法】置干燥处、防蛀。

【用法用量】内服，煎汤，4.5～9克；或入丸、散。

【药用价值】用于血滞经闭、症瘕结块等症。本品破血祛瘀的作用也较为强烈，功效与三棱相仿，所以用于治疗上病症，两药常常配合应用。还能治疗食积停滞、脘腹胀痛，对于行气、消积食、饮食过饱、脾胃运化功能失常有很好的疗效。如脾虚气弱者，须加补气健脾药同用。

特别提示

气血两虚、脾胃薄弱、无积滞者慎服。月经过多及孕妇忌服。

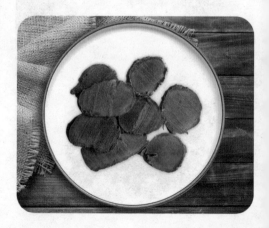

本草语录

蓬莪术，泻、行气破血、消积。

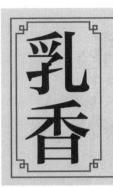

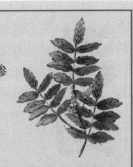

乳香

【别名】马尾香、乳头香。

【来源】橄榄科植物乳香树 *Boswellia carterii* 及同属植物 *B. bhaw-dajiana* 树皮渗出的树脂。

【产地】主产于索马里和埃塞俄比亚及阿拉伯半岛南部。

【性味】性温，味辛、苦。

【选购秘诀】以淡黄色、颗粒状、半透明、无砂石树皮杂质、粉末粘手、气芳香者为佳。

【贮藏方法】置阴凉密闭处保存。

【用法用量】内服，煎汤，3～9克；或入丸、散。外用，研末调敷。

【药用价值】为外科常用活血药，多与没药同用。用于血瘀疼痛，取其有镇痛的作用。如为跌打损伤，尤其是胸腹挫伤后瘀血作痛，须配其他活血药内服或外用。如属于新伤出血作痛，可炒炭后用，但乳香、没药总以生用为好，炒炭后止痛效果较差。还可用于治疗痹疽、属于血气瘀滞而致的筋肉拘挛、疼痛麻木、活动不灵等，取其有活血镇痛而缓解肌肉挛缩的作用。

特别提示

孕妇忌服。

功效主治

活血定痛，消肿生肌。用于胸痹心痛，胃脘疼痛，痛经经闭，产后瘀阻，癥瘕腹痛，风湿痹痛，筋脉拘挛，跌打损伤，痈肿疮疡。

主要成分

含树脂，树胶，挥发油。树脂的主要成分为游离 α、β-乳香脂酸，结合乳香脂酸，乳香树脂烃。树胶为阿糖酸的钙盐和镁盐，西黄芪胶粘素；此外，尚含苦味质。

性状特征

呈长卵形滴乳状、类圆形颗粒或粘合成大小不等的不规则块状物。大者长达2厘米（乳香珠）或5厘米（原乳香）。表面黄白色，半透明，被有黄白色粉末，久存则颜色加深。质脆，遇热软化。破碎面有玻璃样或蜡样光泽。具特异香气，味微苦。

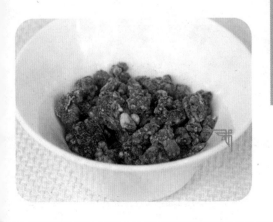

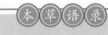

本草语录

疗风水毒肿，去恶气。

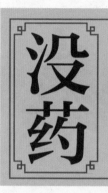

【别名】末药。
【来源】橄榄科植物地丁树 *Commiphora myrrha* 或哈地丁树 *C.molmol* 的干燥树脂。
【产地】主产于索马里、埃塞俄比亚及阿拉伯半岛南部。
【性味】性平，味苦、辛。

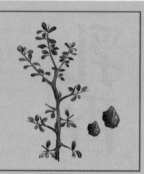

功效主治

散瘀定痛，消肿生肌。用于胸痹心痛，胃脘疼痛，痛经经闭，产后瘀阻，症瘕腹痛，风湿痹痛，跌打损伤，痈肿疮疡。

主要成分

没药树含树脂、挥发油、树胶，此外，为水分及各种杂质。

性状特征

呈不规则小块状或类圆形颗粒状，表面棕褐色或黑褐色。具特异香气，略有醋香气，味苦而微辛。与水共研则成黄色乳状液。

【选购秘诀】以块大、棕红色、香气浓而杂质少者为佳。以索马里产者最佳。
【贮藏方法】置干燥通风处保存。
【用法用量】内服，煎汤，3～9克；或入丸、散。外用，研末调敷。
【药用价值】没药的水浸剂（1∶2）在试管内对堇色毛癣菌、同心性毛癣菌、许兰氏黄癣菌等多种致病真菌有不同程度的抑制作用。本品还具有活血、散瘀、止痛的作用，外用有收敛和消炎的作用。临床上应用基本与乳香相同，且两者常同用。乳香、没药的区别在于乳香在祛瘀的同时，又能活络，没药则破血行瘀之力较好。没药酊外用又可治口腔炎、牙龈炎、咽炎等。

特别提示

因其主要为活血作用，故孕妇忌服，月经过多、经期长者忌服。

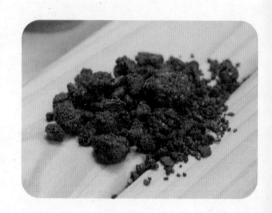

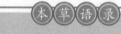

本草语录
散血消肿，定痛生肌。

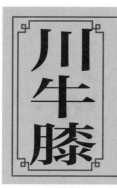

川牛膝

【别名】百倍。

【来源】苋科植物川牛膝 *Cyathula officinalis* 的干燥根。

【产地】主产于四川、云南、贵州等省。

【性味】性平，味甘、微苦。

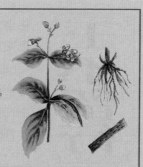

【选购秘诀】以根粗壮、分枝少、无芦头、质柔韧、断面黄色、纤维少者为佳。

【贮藏方法】置阴凉干燥处、防潮。

【用法用量】内服，煎汤，9～15克；浸酒、熬膏或入丸、散。外用，捣敷。

【药用价值】川牛膝有抗血小板聚集、改善微循环、促进蛋白质合成、延缓衰老的作用。其中多糖成分能提高免疫力，所含的昆虫激素为天然植雌性激素，脱皮甾酮、杯苋甾酮有促进蛋白质合成、抗血小板聚集等活性功能。

特别提示

凡中气下陷、脾虚泄泻、下元不固、梦遗失精、月经过多者，以及孕妇均忌服。

功效主治

逐瘀通经，通利关节，利尿通淋。用于经闭症瘕，胞衣不下，跌扑损伤，风湿痹痛，足痿筋挛，尿血，血淋。

主要成分

主要含甾醇类及多糖类成分。甾醇类化合物有杯苋甾酮、异杯苋甾酮、5-表杯苋甾酮、羟基杯苋甾酮、苋菜甾酮A和B等。

性状特征

干燥根呈细长圆柱形，有时稍弯曲，上端较粗，下端较细，饮片呈圆形或椭圆形薄片。外表皮黄棕色或灰褐色。切面浅黄色至棕黄色，可见多数排列成数轮同心环的黄色点状维管束。气微，味甘。

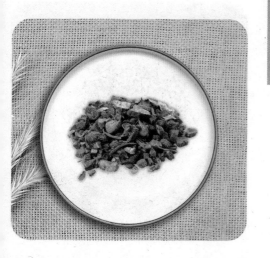

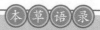

本草语录

用之于肩背手臂，疏通经络，流利关节。

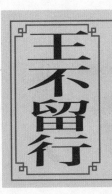

王不留行

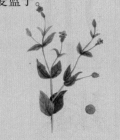

【别名】不留行、王不流行、金盏银台，麦蓝子。

【来源】石竹科植物麦蓝菜 Vaccaria segetalis 的干燥成熟种子。

【产地】主产于江苏、河北、河南、陕西等省。

【性味】性平，味苦。

功效主治

行血通经，催生下乳，消肿敛疮。治妇女经闭，乳汁不通，难产，血淋，痈肿，金疮出血。

主要成分

含王不留行皂苷、王不留行黄酮苷等。

性状特征

呈球形，直径约2毫米。表面黑色，少数红棕色，略有光泽，有细密颗粒状突起，一侧有一凹陷的纵沟。质硬。胚乳白色，胚弯曲成环，子叶2。炒后呈类球形爆花状，表面白色，质松脆，气微，味微涩、苦。

【选购秘诀】以干燥、籽粒均匀、充实饱满、色乌黑、无杂质者为佳。

【贮藏方法】置干燥处。

【用法用量】炒王不留行入煎剂常用量5～10克。生王不留行一般做耳穴贴敷料。

【药用价值】治乳汁稀少或排乳不畅，以王不留行15克煮猪蹄1只，或配炙山甲、通草、生黄芪、路路通等水煎服；治鼻血不止，用本品连茎、叶阴干，煎成浓汁温服，很快见效。对于治疗便后出血、刀伤失血、头风白屑、痈疽诸疮均有疗效。

特别提示

孕妇忌服。

本草语录

治金创，止血，逐痛，出刺，除风痹，内寒。

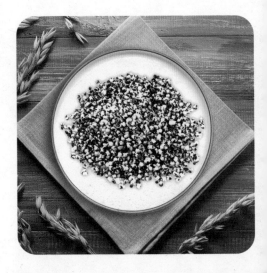

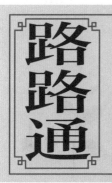

路路通

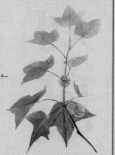

【别名】枫实、枫果、枫球子。

【来源】金缕梅科植物枫香树 *Liquidambar formosana* 的干燥成熟果序。

【产地】主产于江苏、浙江、江西、福建、广东等地。此外，湖北、河南、贵州等地亦产。

【性味】性平，味苦。

【选购秘诀】以色黄、个大者为佳。

【贮藏方法】置干燥处。

【用法用量】内服，煎汤，3～6克。外用，煅存性，研末调敷或烧烟闻嗅。

【药用价值】治荨麻疹、风疹，配四物汤、蝉蜕、白鲜皮等。治风湿和类风湿性关节炎，配独活、羌活、豆豉姜、鸡血藤、当归等，此时剂量稍大，可用至9～15克。还可用于治疗跌打损伤，内服外洗均可。具有不易产生耐药性的特点，其主要成分桦木酮酸对各种癌细胞具有细胞毒性，并能诱导实体瘤内源性凋亡。

特别提示

孕妇忌服。

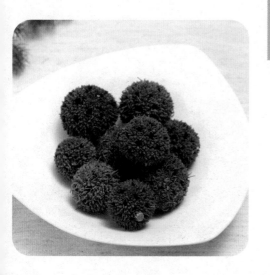

功效主治

祛风活络，利水，通经。用于关节痹痛，麻木拘挛，水肿胀满，乳少，经闭。

主要成分

主要成分包括桦木酮酸、没食子酸、路路通酮A及其他萜类、脂肪族、芳香族等。

性状特征

为聚花果，由多数小蒴果集合而成，呈球形。基部有总果梗。表面灰棕色或棕褐色，有多数尖刺和喙状小钝刺，常折断，小蒴果顶部开裂，呈蜂窝状小孔。体轻，质硬，不易破开。气微，味淡。

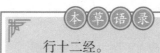

本草语录

行十二经。

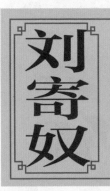

刘寄奴

【别名】六月霜、南刘寄奴、千粒米。

【来源】菊科植物奇蒿 *Artemisia anomala* 的干燥地上部分。

【产地】主产于江苏、浙江、江西等地。

【性味】性温，味苦。

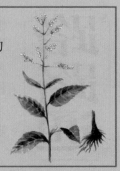

功效主治

活血祛瘀、消胀止痛，解暑止泻。用于月经不畅、跌扑损伤、暑热泄泻、食积不消、腹痛胀满、月经不调。

主要成分

主要有木质素、黄酮、倍半萜内酯等成分，挥发油以樟脑、薄荷酮、L-薄荷醇为主。

性状特征

饮片呈段状。茎圆柱形，棕黄色或棕绿色，具有多数纵棱，被白色柔毛。叶片上面无毛，下面被微毛，边缘具细锯齿。头状花序椭圆形；总苞片无毛，边缘宽膜质；花小，全为管状花。气香，味淡。

【选购秘诀】以叶绿、花穗黄而多、无霉斑及杂质者为佳。

【贮藏方法】置于干燥处保存。

【用法用量】内服，煎汤，4.5～9克；或入散剂。外用，捣敷或研末撒。

【药用价值】夏季泡茶饮用可用于消暑。其所含的黄酮类成分具有抗炎、抗氧化硝基化、抗血小板聚集及舒张血管效用。也常用于妇科瘀血腹痛、闭经、痛经等。外用可治疗烧伤、烫伤、骨折、硬皮病、甲状腺炎、肩部损伤等。

特别提示

存在一定的生殖毒性，不宜应用于保健品。

本草语录

主破血下胀。多服令人痢。

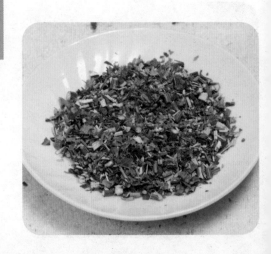

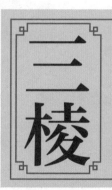

【别名】红蒲根、光三棱。

【来源】黑三棱科植物黑三棱 *Sparganium stoloniferum* 的干燥块茎。

【产地】主产于江苏、河南、山东、江西、安徽等省。

【性味】性平，味苦、辛。

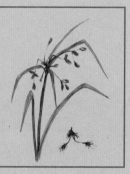

【选购秘诀】以个匀、体重、质坚实、去净外皮、表面黄白色者为佳。

【贮藏方法】置通风干燥处，防蛀。

【用法用量】内服，煎汤，4.5～9克；或入丸、散。

【药用价值】破血祛瘀，与莪术近似，也有促吸收作用，临床应用上与莪术相同，两者常配伍使用。其区别是：活血之力三棱优于莪术，理气之功莪术胜于三棱，故祛瘀消积用三棱，行气止痛用莪术。两者配合使用，能加强破血行气的作用，可治月经不调（闭经、痛经），还能用于治疗子宫内膜异位症、慢性萎缩性胃炎等。

特别提示

孕妇禁用。

功效主治

破血行气，消积止痛。用于症瘕痞块，痛经，瘀血经闭，胸痹心痛，食积胀痛。

主要成分

主含挥发油、淀粉，如呋喃醛、呋喃醇、对苯二酚、去氢木香内酯等。

性状特征

呈圆锥形，略扁，长2～6厘米，直径2～4厘米。表面黄白色或灰黄色，有刀削痕，须根痕小点状，略呈横向环状排列。体重，质坚实。气微，味淡，嚼之微有麻辣感。醋三棱形如三棱片，切面黄色至黄棕色，偶见焦黄斑，微有醋香气。

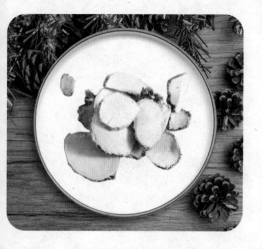

本草语录

治妇人血脉不调，心腹痛，落胎，消恶血，补劳，通月经，治气胀，消扑损瘀血，产后腹痛、血运并宿血不下。

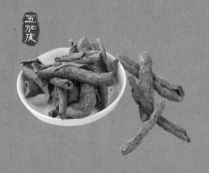

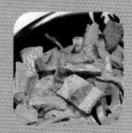

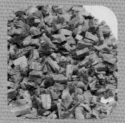

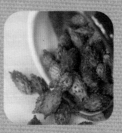

祛风湿药具有祛除肌肉和筋骨的风湿、解除痹痛、舒筋活络、镇痛、消肿、促进血液循环、解热等作用，其中部分药物具有不同程度的补肝肾、壮筋骨的作用。祛风湿药主要用于治疗由风、寒、湿所致的痹证。所谓痹证，主要症状是关节肌肉疼痛或麻木，大致又可分为4类。

行痹：风气偏胜，又称风痹。表现为痛无定处，呈游走性，多见于风湿性关节炎。

痛痹：寒气偏胜，又称寒痹。表现为疼痛剧烈，痛有定处，遇寒则痛加剧，且有关节屈伸不利，多见于风湿性和类风湿性关节炎。

着痹：湿气偏胜，又称湿痹，表现为疼痛固定，且肢体沉重，肌肤麻木，多见于类风湿性关节炎、肌肉风湿及变应性关节炎。

以上三痹，病程以慢性经过为主。另外还有"热痹"，发病急骤，关节红肿热痛，伴有全身发热、口渴、苔黄，属急性风湿性关节炎或慢性风湿性关节炎的急性发作。

在应用祛风湿药治疗痹证时，应根据病症的性质、疼痛部位、患者年龄、体质等选择适当的药物，并作必要的配伍。

第八章

祛风湿篇

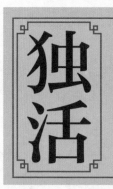

独活

【别名】独摇草、独滑、长生草。

【来源】伞形科植物重齿毛当归 *Angelica pubescens biserrata* 的干燥根。

【产地】主产于四川、湖北等地。

【性味】性微温，味辛、苦。

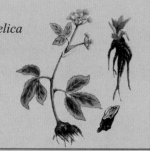

功效主治

祛风除湿，通痹止痛。用于风寒湿痹，腰膝疼痛，少阴伏风头痛，风寒挟湿头痛。

主要成分

含香豆素类和挥发油等成分。以甲氧基欧芹素、二氢欧山芹素（二氢欧山芹醇当归酸酯）为指标性成分。

性状特征

呈类圆形薄片。外表皮灰褐色或棕褐色，具皱纹。切面皮部灰白色至灰褐色，有多数散在棕色油点，木部灰黄色至黄棕色，形成层环棕色。有特异香气。味苦、辛、微麻舌。

【选购秘诀】以根头部膨大、表面灰褐色、质硬、断面灰白色、有特异香气及味苦、辛、微麻舌的为佳。

【贮藏方法】置干燥处，防霉、防蛀。

【用法用量】内服，煎汤，3～9克；浸酒或入丸、散。外用，煎水洗。

【药用价值】本品具有镇静、催眠、镇痛、抗炎的作用。其成分对5株肿瘤细胞有明显抑制作用，还能抗血管生成，抗氧化作用，能预防阿尔茨默病，增强学习记忆，延缓脑老化。

特别提示

独活性微温，盛夏时要慎用。此外，高热而不恶寒、阴虚血燥者慎服。

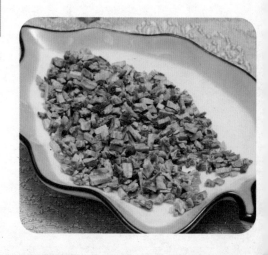

本草语录

治风寒所击，金疮，止痛，奔豚，痫，痓，女子疝瘕。

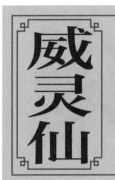

威灵仙

【别名】葳灵仙、铁灵仙、灵仙藤。

【来源】毛茛科植物威灵仙 Clematis chinensis、棉团铁线莲 C. hexapetala 或东北铁线莲 C. manshurica 的干燥根和根茎。

【产地】主产于辽宁、吉林、黑龙江、山东。

【性味】性温，味辛、咸。

【选购秘诀】以条匀、表面黑、肉白、坚实者为佳。

【贮藏方法】置通风干燥处保存。

【用法用量】内服，煎汤，5～12克；浸酒或入丸、散。外用，捣敷。

【药用价值】威灵仙具有广谱抗菌作用，对革兰氏阳性及阴性菌、真菌均有较强的抑制作用；还有镇痛、利尿作用；是治疗风湿痹痛要药。无论上下皆可用，常单味本品，研末，温酒调服；也可配当归、桂心为丸服，如神应丸。现与羌活、防风、川芎、姜黄等同用居多。其醋浸液对鱼骨刺有一定软化作用，古时常用于软坚消骨鲠，可单用或加砂糖、醋煎汤，慢慢咽下。（骨头卡住建议就医）

特别提示

气虚血弱、无风寒湿邪者忌服。

功效主治

祛风湿，通经络。用于风湿痹痛，肢体麻木，筋脉拘挛，屈伸不利。

主要成分

主要含有三萜类皂苷、白头翁素、生物碱、谷甾醇、肉豆蔻酸及铁线莲皂苷等。

性状特征

呈不规则的段。表面黑褐色、棕褐色或棕黑色，有细纵纹，有的皮部脱落，露出黄白色木部。切面皮部较广，木部淡黄色，略呈方形或近圆形，皮部与木部间常有裂隙。

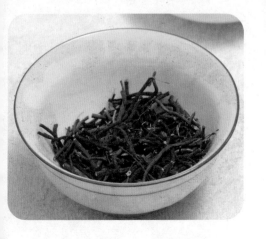

本草语录

主诸风，宣通五脏，去腹内冷气，心膈痰水。

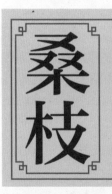

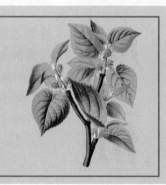

【别名】桑条、嫩桑枝。

【来源】桑科植物桑 *Morus alba* 的干燥嫩枝。

【产地】全国大部分地区均产。

【性味】性平，味微苦。

功效主治

祛风湿，利关节。用于风湿痹病，肩臂、关节酸痛麻木。

主要成分

含黄酮类成分如桑素、桑色烯、环桑素、环桑色烯，多糖类化合物主要包括鼠李糖、阿拉伯糖、葡萄糖、半乳糖以及生物碱和氨基酸等。

性状特征

呈长圆柱形，少有分枝，长短不一。表面灰黄色或黄褐色，有多数黄褐色点状皮孔及细纵纹，并有灰白色略呈半圆形的叶痕和黄棕色的腋芽。质坚韧，不易折断，断面纤维性。切片厚 0.2 ~ 0.5 厘米，皮部较薄，木部黄白色，射线放射状，髓部白色或黄白色。气微，味淡。

【选购秘诀】以质嫩、断面黄白色者为佳。

【贮藏方法】置干燥处。

【用法用量】煎服，浸酒服。每餐9 ~ 15克。

【药用价值】本品广泛应用于治疗风湿痹痛，无论急、慢性风湿性关节炎、肌肉风湿，只要有关节疼痛和活动障碍，都可用桑枝，可单用，也可与其他养血通络或祛风除湿的药物配伍，代表方剂为桑尖汤。对于慢性骨髓炎，常与桃树枝、柳树枝、槐树枝、没药、乳香等药配伍。治风湿痹痛，多与防己、威灵仙、羌活、独活等药同用。治疗高血压，宜与桑叶、芫蔚子等药煎水洗脚。

特别提示

孕妇及月经量过多者慎用。

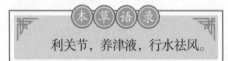

本草语录

利关节，养津液，行水祛风。

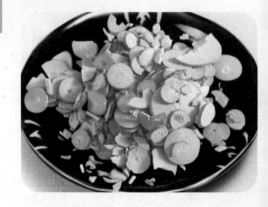

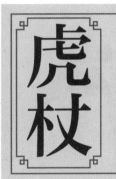

【别名】金锁王、大叶蛇总管、斑草。

【来源】蓼科植物虎杖 *Polygonum cuspidatum* 的干燥根茎和根。

【产地】主产于江苏、浙江、江西、福建、山东、河南、陕西、湖北、云南、四川、贵州等地。

【性味】性微寒，味微苦。

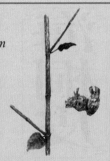

【选购秘诀】以根条粗壮、内心不枯朽者为佳。

【贮藏方法】置干燥处、防霉、防蛀。

【用法用量】内服，煎汤，9～30克；浸酒或入丸、散。外用，研末、烧灰撒、熬膏涂或煎水浸渍。

【药用价值】蒽醌类成分可以治疗细菌、真菌引起的疾病以及抑制肿瘤细胞生长；黄酮类化合物可以治疗由氧化应激和炎症导致的神经退行性等疾病；苯丙素类成分具有神经保护、抗氧化应激、促血管生成等作用；酚类、酚酸类成分具有神经保护、抗炎等作用；甾体类、萜类化合物在治疗炎症、癌症等疾病，还有显著抑制冠状病毒的作用。

特别提示

孕妇忌用。

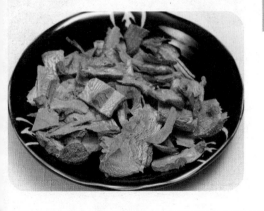

功效主治

利湿退黄，清热解毒，散瘀止痛，止咳化痰。用于湿热黄疸，淋浊，带下，风湿痹痛，痈肿疮毒，水火烫伤，经闭，症瘕，跌打损伤，肺热咳嗽。

主要成分

根和根茎含游离蒽醌及蒽醌苷。主要为大黄素、大黄素甲醚和大黄酚，以及蒽苷A、蒽苷B。

性状特征

多为圆柱形短段或不规则厚片。外皮棕褐色，有纵皱纹及须根痕，切面皮部较薄，木部宽广，棕黄色，射线放射状，皮部与木部较易分离。根茎髓中有隔或呈空洞状。质坚硬，气微，味微苦、涩。

本草语录

主通利月水，破留血症结。

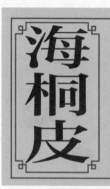

海桐皮

【别名】钉桐皮、鼓桐皮、丁皮。

【来源】豆科植物刺桐 *Erythrina variegata* 的干皮。

【产地】主产于广西、云南、福建、湖北等地。

【性味】性平，味苦、辛。

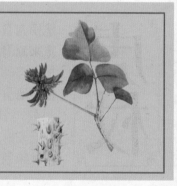

▌功效主治

祛风湿，通经络，杀虫。治风湿痹痛，痢疾，牙痛，疥癣。

▌主要成分

主要含生物碱和黄酮类：刺桐文碱、刺桐特碱、水苏碱等，以及甾醇类、氨基酸和有机酸等。

▌性状特征

海桐皮为圆筒状、半圆筒状或板片状，两边略内卷，外表面黄棕色至棕黑色，常有宽窄不等的纵沟纹。饮片呈丝片状，外表面有黄色皮孔，有的带钉刺，钉刺长圆锥形，或有除去钉刺后圆形疤痕；内表面黄棕色或红棕色，较平坦，有细密网纹。质硬而韧，断面裂片状。气微，味微苦。

【选购秘诀】以皮张大、钉刺多者为佳。

【贮藏方法】置于干燥处保存。

【用法用量】内服，煎汤，6～12克；或浸酒。外用，煎水洗。

【药用价值】所含生物碱能麻痹和松弛横纹肌。对中枢神经系统有镇静作用。配伍牛膝、五加皮、羌活等，如海桐皮酒，可治风湿痹痛，尤适宜下肢关节痹痛。其成分对多种皮肤真菌有抑制作用。与黄柏、土茯苓、苦参等同用，煎汤外洗，或内服，可治疥癣、湿疹瘙痒。

特别提示

血虚者不宜服。大剂量会引起心律失常及低血压。

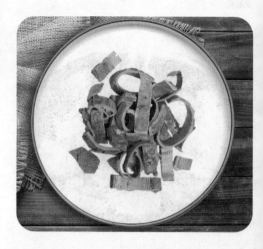

本草语录

能行经络，达病所。又入血分及去风杀虫。

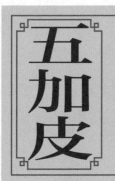

五加皮

〖别名〗南五加皮、白露刺。

〖来源〗五加科植物细柱五加 *Acanthopanax gracilistylus* 的干燥根皮。

〖产地〗主产于湖北、河南、安徽、四川等地。

〖性味〗性温，味辛、苦。

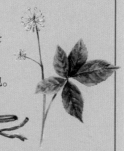

〖选购秘诀〗以粗长、皮厚、气香、无木心者为佳。

〖贮藏方法〗置于干燥处保存。

〖用法用量〗内服，煎汤，4.5～9克；浸酒或入丸、散。外用，捣敷。

〖药用价值〗具有良好的降血糖作用、抗炎作用、保肝作用，还能延缓衰老，有较强的抗肿瘤活性，且仅抑制肿瘤细胞增殖，不会导致细胞死亡。叶子炒制后可用于泡茶。功效与根皮相似。单用浸酒服，即五加皮酒可治风湿痹痛，筋脉拘挛，屈伸不利。与大腹皮、茯苓皮同用，可治水肿，小便不利。

特别提示

阴虚火旺者慎服。北五加皮为萝藦科杠柳，有毒。

功效主治

祛风除湿，补益肝肾，强筋壮骨，利水消肿。用于风湿痹病，筋骨痿软，小儿行迟，体虚乏力，水肿，脚气。

主要成分

含挥发油和树脂。油中主要成分为4-甲基水杨醛。另有紫丁香苷、异秦皮素葡萄苷、谷甾醇等。

性状特征

干燥根皮呈卷筒状，单卷或双卷。饮片呈不规则的厚片，外表面灰褐色，有稍扭曲的纵皱纹及横长皮孔样斑痕；内表面淡黄色或灰黄色，有细纵纹。切面不整齐，灰白色。气微香，味微辣而苦。

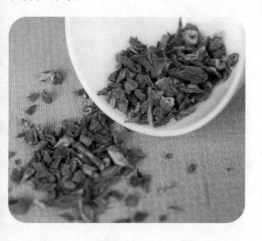

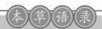

本草语录

治心腹疝气，腹痛，益气，疗躄，小儿不能行，疽疮，阴蚀。

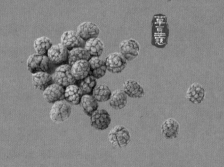

本篇中所指的"湿"主要是指"湿邪"滞于中焦（脾、胃）而引起的消化系统和全身的症状，主要表现有脘腹胀闷、恶心呕吐、不食不饥（食欲不振也不觉得饿）、大便溏薄而不爽、舌苔白腻、脉濡缓，并有头痛或身痛等。大多见于由病原微生物，或者饮食不慎而引起的急性胃炎以及消化不良等症。在肠胃伤寒的一定阶段，也可见以上症状。芳香化湿药大都具有健胃功能，有的还有抗菌和抗流感病毒的作用，故能治疗上述疾病。

芳香化湿药辛香、温燥，能舒畅气机、宣化湿浊、健脾醒胃，适用于脾胃湿困，运化失职而致的脘腹痞满、呕吐泛酸、大便清薄、食少体倦、口干多涎、舌苔白腻等症。此外，湿温、暑湿等证，亦可选用。

湿有寒湿、湿热之分，使用化湿药时应根据湿的不同性质进行配伍。寒湿者，配温里药。湿热者，配清热燥湿药。湿性黏滞，湿阻则气滞，行气有助于化湿，故使用化湿药时，常配伍行气药。脾弱则生湿，脾虚而生湿者，须配补脾的药物，以培其本。

本类药偏于温燥，易致伤阴，阴虚者应慎用。又因其芳香，含挥发油，入汤剂不宜久煎，以免降低药效。

第九章

芳香化湿篇

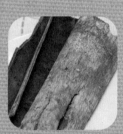

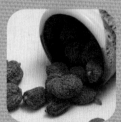

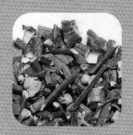

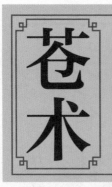

苍术

【别名】赤术、马蓟、青术、茅苍术。

【来源】菊科植物茅苍术 *Atractylodes lancea* 或北苍术 *A. chinensis* 的干燥根茎。

【产地】茅苍术主产于江苏、湖北、河南；北苍术主产内蒙古、河北、山西、辽宁、吉林、黑龙江。

【性味】性温，味辛、苦。

功效主治

燥湿健脾，祛风散寒，明目。用于湿阻中焦，脘腹胀满，泄泻，水肿，脚气痿躄，风湿痹痛，风寒感冒，夜盲，眼目昏涩。

主要成分

苍术根茎含挥发油。油的主要成分为苍术醇、茅术醇、β－桉叶醇等。

性状特征

呈不规则类圆形或条形厚片。外表皮灰棕色至黄棕色，有皱纹，有时可见根痕。切面黄白色或灰白色，散有多数橙黄色或棕红色油室，有的可析出白色细针状结晶。气香特异，味微甘、辛、苦

【选购秘诀】均以个大、质坚实、断面朱砂点多、香气浓者为佳。

【贮藏方法】置阴凉干燥处，防虫蛀。

【用法用量】内服，煎汤，4.5～9克；熬膏或入丸、散。

【药用价值】用于治疗消化不良，有胃脘满闷、食欲不振、或吐或泻，配厚朴、陈皮。用于治疗泄泻，尤其是夏季水泻，配金银花、茯苓。用于治疗风湿，常配麻黄、桂枝、薏苡仁等，加强镇痛效果。用于外科，治疗阴疽、肛周结核等有一定的效果，又可治疗湿热所致的下肢胀痛无力而类似丹毒者，常配黄柏、牛膝等。

特别提示

阴虚内热，气虚多汗者忌服。

本草语录

治湿痰留饮，或挟瘀血成窠囊，及脾湿下流，浊沥带下，滑泻肠风。

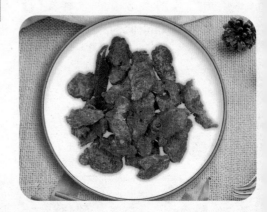

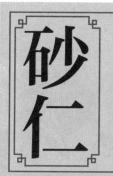

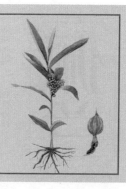

【别名】阳春砂、砂仁米。

【来源】姜科植物阳春砂 *Amomum villosum*、绿壳砂 *A. villosum xanthioides* 或海南砂 *A. longiligulare* 的干燥成熟果实。

【产地】阳春砂仁主产于广东、广西等地。

【性味】性温，味辛。

【选购秘诀】以个大、坚实、仁饱满、气味浓厚者为佳。以阳春砂质量为优。

【贮藏方法】置阴凉干燥处。

【用法用量】内服，煎汤（不宜久煎），1.5～6克；或入丸、散。

【药用价值】砂仁所含的挥发油具有促进消化液分泌、增强胃肠蠕动的作用，并可排除消化道内的积气。另外，它还有一定的抑菌作用。用于治疗消化不良、寒湿泻痢、虚寒胃痛，还可治疗妊娠呕吐、胎动不安而与脾胃虚寒有关者。

特别提示

阴虚有热者禁服。

功效主治

化湿开胃，温脾止泻，理气安胎。用于湿浊中阻，脘痞不饥，脾胃虚寒，呕吐泄泻，妊娠恶阻，胎动不安。

主要成分

主要含挥发油，油中为龙脑、右旋樟脑、乙酸龙脑酯、芳樟醇、橙花叔醇、柠檬烯等。

性状特征

阳春砂、绿壳砂：呈椭圆形或卵圆形，有不明显的三棱。表面棕褐色，密生刺状突起，顶端有花被残基，基部常有果梗。果皮薄而软。种子集结成团，具三钝棱，白色隔膜将种子团分成3瓣。种子为不规则多面体；表面棕红色或暗褐色，有细皱纹，外被淡棕色膜质假种皮；质硬。气芳香而浓烈，味辛凉、微苦。

海南砂：呈长椭圆形或卵圆形，有明显的三棱。表面被片状、分枝的软刺。气味稍淡。

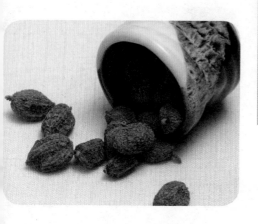

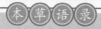

本草语录

主上气咳嗽，奔豚，惊痫邪气。

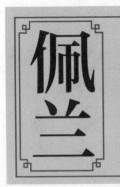

佩兰

【别名】兰草、燕尾香、针尾凤。

【来源】菊科植物佩兰 *Eupatorium fortunei* 的干燥地上部分。

【产地】主产于江苏、浙江、河北、山东等地。

【性味】性平，味辛。

功效主治

芳香化湿，醒脾开胃，发表解暑。用于湿浊中阻，脘痞呕恶，口中甜腻，口臭，多涎，暑湿表证，湿温初起，发热倦怠，胸闷不舒。

主要成分

全草含挥发油。油中含有对-聚伞花烃、橙花醇乙酯、5-甲基麝香草醚、延胡索酸、琥珀酸及甘露醇等。

性状特征

呈不规则的段。茎圆柱形，表面黄棕色或黄绿色，有的带紫色，有明显的节和纵棱线。切面髓部白色或中空。叶对生，叶片多皱缩、破碎，绿褐色。气芳香，味微苦。

【选购秘诀】以干燥、叶多、色绿、茎少、未开花、香气浓者为佳。

【贮藏方法】置阴凉干燥处。

【用法用量】内服，煎汤，3～10克（鲜者9～15克）。

【药用价值】佩兰含有挥发油、香豆素等，具有健胃、利尿、解热作用，对白喉杆菌、金黄色葡萄球菌、八叠球菌、变形杆菌、伤寒杆菌等有抑制作用。其挥发油对于流行性感冒病毒有直接抑制作用。可用于治疗夏季外感，有发热、头痛、全身骨痛、两目刺痛、胸闷恶心、大便不畅等症状。常用于治疗湿热型的口臭。

特别提示

阴虚、气虚者忌服。

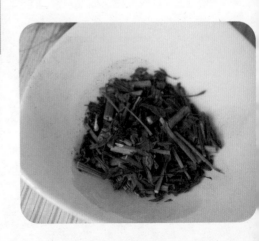

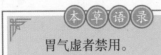

本草语录

胃气虚者禁用。

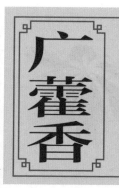

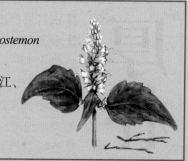

广藿香

【别名】排香草、野薄荷。

【来源】唇形科植物广藿香 Pogostemon cablin 的干燥地上部分。

【产地】主产于四川、江苏、浙江、湖北、云南、辽宁等地。

【性味】性微温，味辛。

【选购秘诀】广藿香以茎粗、结实、断面发绿、叶厚柔软、香气浓厚者为佳。

【贮藏方法】置阴凉干燥处。

【用法用量】内服，煎汤，3～10克。

【药用价值】有止呕、止泻、健胃、解热、抑菌等药理作用。用于治疗夏季感冒而兼有胃肠症状者，常配半夏、苏叶等止呕，厚朴止泻，白芷解表，方如藿香正气丸。

特别提示

阴虚火旺，胃弱欲呕及胃热作呕，中焦火盛热极，温病、热病，作呕作胀的患者禁用。

功效主治

芳香化浊，和中止呕，发表解暑。用于湿浊中阻，脘痞呕吐，暑湿表证，湿温初起，发热倦怠，胸闷不舒，寒湿闭暑，腹痛吐泻，鼻渊头痛。

主要成分

含挥发油（广藿香醇和广藿香酮）。

性状特征

呈不规则的段。茎略呈方柱形，表面灰褐色、灰黄色或带红棕色，被柔毛。切面有白色髓。叶破碎或皱缩成团，完整者展平后呈卵形或椭圆形，两面均被灰白色绒毛；基部楔形或钝圆，边缘具大小不规则的钝齿；叶柄细，被柔毛。气香特异，味微苦。

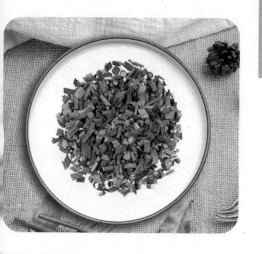

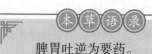

本草语录

脾胃吐逆为要药。

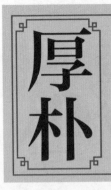

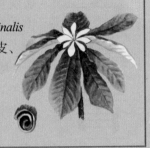

【别名】厚皮、重皮、赤朴、烈朴。

【来源】木兰科植物厚朴 *Magnolia officinalis* 或凹叶厚朴 *M. officinalis biloba* 的干燥干皮、根皮及枝皮。

【产地】主产于四川、湖北、浙江、贵州、湖南。

【性味】性温，味辛、苦。

功效主治

燥湿消痰，下气除满。用于湿滞伤中，脘痞吐泻，食积气滞，腹胀便秘，痰饮喘咳。

主要成分

厚朴树皮含厚朴酚、四氢厚朴酚、异厚朴酚、挥发油。另含木兰箭毒碱。此外，尚含生物碱。

性状特征

呈弯曲的丝条状或单、双卷筒状。外表面灰褐色，有时可见椭圆形皮孔或纵皱纹。内表面紫棕色或深紫褐色，较平滑，具细密纵纹，划之显油痕。切面颗粒性，有油性，有的可见小亮星。气香，味辛辣、微苦。

【选购秘诀】以皮粗肉细，内色深紫、油性大、香味浓、味苦辛微甜、咀嚼无残渣者为佳。

【贮藏方法】置阴凉干燥处。

【用法用量】内服，煎汤，3～9克；或入丸、散。

【药用价值】厚朴煎剂在试管中，对肺炎球菌、白喉杆菌、溶血性链球菌、枯草杆菌、金黄色葡萄球菌等有抑菌作用。厚朴煎剂对小动物的离体肠管的紧张度下降，具有解痉挛的作用。还有健胃的作用，能刺激消化道黏膜引起反射性兴奋。此外，还有镇痛、镇静、平喘作用。

特别提示

孕妇慎用。

本草语录

治中风，伤寒，头痛，寒热，惊悸，气血痹，死肌，去三虫。

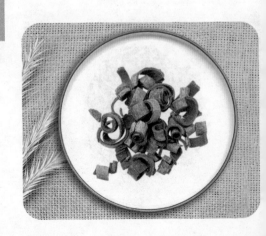

草豆蔻

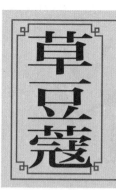

【别名】草蔻、草蔻仁。

【来源】姜科植物草豆蔻 *Alpinia katsumadai* 的干燥近成熟种子。

【产地】主产于广西、广东等地。

【性味】性温，味辛。

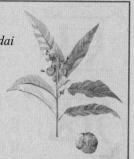

【选购秘诀】以个圆、坚实者为佳。

【贮藏方法】置阴凉干燥处。

【用法用量】内服：煎汤，3 ~ 6克；或入丸、散。

【药用价值】草豆蔻专入脾、胃。辛热香散，功与肉豆蔻相似，但草豆蔻辛热，燥湿除寒，性兼有涩，不似肉豆蔻涩性居多，能止大肠滑泻不止。草豆蔻虽别名草果，但功效不全与草果同。当心口疼痛时，宜用草果。而湿郁成病且见胃脘作痛时，服用草豆蔻为佳。草豆蔻所含的挥发油具有刺激胃酸分泌，增加蛋白酶活性。也可用于治疗虚寒久泻。

特别提示

阴虚血少、津液不足者禁服，无寒湿者慎服。

功效主治

燥湿行气，温中止呕。用于寒湿内阻，脘腹胀满冷痛，嗳气呕逆，不思饮食。

主要成分

种子含山姜素、小豆蔻明、挥发油等。

性状特征

为类球形的种子团。表面灰褐色，中间有黄白色的隔膜，将种子团分成3瓣，每瓣有种子多数，粘连紧密。种子为卵圆状多面体，外被淡棕色膜质假种皮；质硬，种皮沿种脊向内伸入部分约占整个表面积的1/2；胚乳灰白色。气香，味辛。

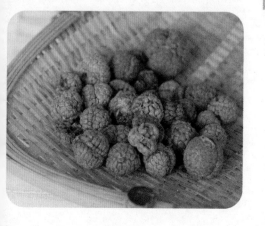

本草语录

主温中，心腹痛，呕吐，去口臭气。

豆蔻

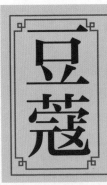

【**别名**】多骨、壳蔻、白蔻。

【**来源**】姜科植物白豆蔻 *Amomum kravanh.* 或爪哇白豆蔻 *A.compactum* 的干燥成熟果实。按产地不同分为"原豆蔻"和"印尼白蔻"。

【**产地**】主产于柬埔寨、越南、泰国等地。

【**性味**】性温，味辛。

功效主治

化湿行气，温中止呕，开胃消食。用于湿浊中阻，不思饮食，湿温初起，胸闷不饥，寒湿呕逆，胸腹胀痛，食积不消。

主要成分

各产地的豆蔻挥发性成分均有差异。成分含量主要为 8-桉叶素、β-蒎烯、α-蒎烯、丁香烯、龙脑乙酸酯、α-松油醇、芳樟醇，此外，还含有 4-松油烯醇、香橙烯等。

性状特征

原豆蔻呈类球形。表面黄白色至淡黄棕色，有 3 条较深的纵向槽纹，顶端有突起的柱基，基部有凹下的果柄痕，两端均具浅棕色绒毛。果皮体轻，质脆；种子呈不规则多面体，背面略隆起。气芳香，味辛凉略似樟脑。

印尼白蔻：个略小。表面黄白色，有的微显紫棕色。果皮较薄，种子瘦瘪。气味较弱。

本草语录

主积冷气，止吐逆，反胃，消谷下气。

选购秘诀

【**选购秘诀**】以果仁饱满，果皮薄而完整、气味浓厚者为佳。

【**贮藏方法**】置阴凉干燥处。

【**用法用量**】内服，煎汤（不宜久煎），1.5 ~ 6 克；或入丸、散。

【**药用价值**】白豆蔻含挥发油，能促进胃液分泌，增进胃肠蠕动，制止肠内异常发酵，祛除胃肠积气，有良好的芳香健胃作用。临床上用于治疗急性胃炎（尤其是受寒后或食滞后引起者），有腹部满闷、恶心呕吐、腹痛，常配藿香、陈皮、生姜等健胃去湿。

特别提示

阴虚血燥而无寒湿者忌服。

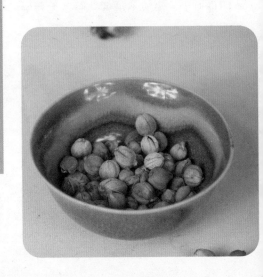

风邪，是人体致病的一种因素，常与其他病邪结合而使人致病，可分为外风、内风。治疗原则：外风宜散，用解表药；内风宜息，用平肝息风药。本篇中所讲的风，是指内风而言，主要是由脏腑病变所致。常见的原因有肝肾阴虚、肝阳上亢、高热、血虚等，造成"肝风内动""热极生风"和"血虚生风"。息风，就是消除上述几种风证症状的一种治疗方法。

"肝风内动"，多由肝肾阴虚、肝阳上亢引起，证候一般表现为头痛、头昏、眩晕、眼花、耳鸣，其甚者则有心烦、作呕、心悸、肌肉震颤，多见于高血压病和动脉硬化。治疗除滋养肝肾外，宜平肝息风，选用有降压、镇静作用的药物，如天麻、钩藤等。

"热极生风"，是温热病时由高热或感染因素而致的证候，表现为抽搐、昏迷等症，常见于流行性脑膜炎、乙型脑炎、肺炎等热证期，以及小儿上呼吸道炎性高热。治疗宜清热息风，选用有解热和抗惊厥作用的药物。

"血虚生风"，是血虚不能养肝，引动内风，出现头晕、眼花、耳鸣、四肢麻木的症状，严重者甚至出现四肢抽搐、昏倒等症状。治疗宜以养血为基础，加用息风药如白蒺藜等。有些反复发作的癫痫，也可用养血息风的方法来治疗。

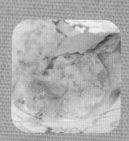
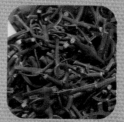
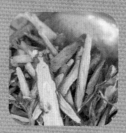

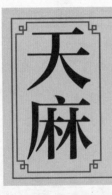

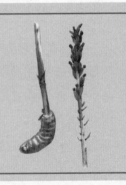

天麻

【别名】明天麻、赤箭、定风草。

【来源】兰科植物天麻 *Gastrodia elata* 的干燥块茎。

【产地】主产于云南、四川、贵州等地。

【性味】性平，味甘。

▍功效主治 ▍

息风止痉，平抑肝阳，祛风通络。用于小儿惊风，癫痫抽搐，破伤风，头痛眩晕，手足不遂，肢体麻木，风湿痹痛。

▍主要成分 ▍

主含天麻素、对羟基苯甲醇、对羟基苯甲醛、巴利森苷类。

▍性状特征 ▍

本品呈椭圆形或长条形，略扁，皱缩而稍弯曲。表面黄白色至黄棕色，有纵皱及由潜伏芽排列而成的横环纹多轮，有时可见棕褐色菌索。顶端有红棕色至深棕色鹦嘴状的芽或残留茎基；另端有圆脐形疤痕。质坚硬，不易折断。断面略平坦，黄白色或淡棕色，角质样。气微、味甘。

【选购秘诀】以色黄白、半透明、肥大坚实者为佳。

【贮藏方法】置通风干燥处，防蛀。

【用法用量】内服，煎汤，4.5～9克；或入丸、散。

【药用价值】天麻具有镇静催眠的作用，能改善学习记忆能力，对糖尿病并发的记忆障碍也有改善作用，对心肌细胞有明显的保护作用。其多糖具有增强机体非特异性免疫及细胞免疫的作用。临床上常应用于治疗头痛、头晕等症。

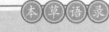

本草语录

主恶气。久服益气力，长阴，肥健。

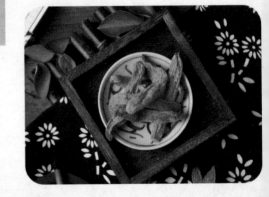

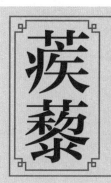

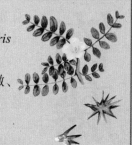

蒺藜

【别名】蒺藜、硬蒺藜、刺蒺藜。

【来源】蒺藜科植物蒺藜 Tribulus terrestris 的干燥成熟果实。

【产地】主产于河南、河北、山东、安徽、江苏、四川、山西、陕西。

【性味】性微温，味辛、苦，有小毒。

【选购秘诀】以颗粒均匀，饱满坚实，色黄绿者为佳。

【贮藏方法】置干燥处、防霉。

【用法用量】内服，煎汤，5～10克；或入丸、散。外用，捣敷或煎水洗。

【药用价值】本品具有降血压、镇痛、利尿的作用。蒺藜久服可祛脸上瘢痕，具美容养颜的功效；还能增加脑缺血部位的血供，改善脑的血液循环，保护缺血脑组织。对金黄色葡萄球菌、大肠杆菌有很好的抗菌作用，且能拮抗乙酰胆碱。蒺藜总皂苷对缺氧再给氧、缺血再灌注心肌有保护作用。其水煎剂能显著降低正常小鼠的糖耐量，具有降血糖的功效。

特别提示

凡血虚气弱及孕妇慎用。

功效主治

平肝解郁，活血祛风，明目，止痒。用于头痛眩晕，胸胁胀痛，乳闭乳痈，目赤翳障，风疹瘙痒。

主要成分

主要含有黄酮、生物碱、有机酸、多糖及甾体皂苷等，甾体皂苷是蒺藜的主要有效成分。

性状特征

本品由5个分果瓣组成，呈放射状排列。入药常为单一的分果瓣，分果瓣呈斧状；背部黄绿色，隆起，有纵棱和多数小刺，并有对称的长刺和短刺各1对，两侧面粗糙，有网纹，灰白色。质坚硬。气微，味苦、辛。

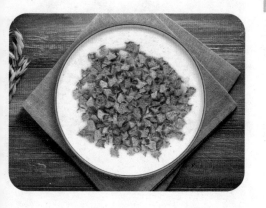

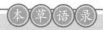

本草语录

治恶血，破癥结积聚，喉痹，乳难。

钩藤

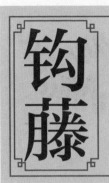

【别名】金钩藤、双钩藤、钩丁、倒挂金钩。

【来源】茜草科植物钩藤 Uncaria rhynchophylla、大叶钩藤 U. macrophylla、毛钩藤 U. hirsuta、华钩藤 U. sinensis 或无柄果钩藤 U. sessilifructus 的干燥带钩茎枝。

【产地】主产于广西、江西、湖南、浙江、广东、四川，贵州、云南、湖北等地。

【性味】性凉，味甘。

功效主治

息风定惊，清热平肝。用于肝风内动，惊痫抽搐，高热惊厥，感冒夹惊，小儿惊啼，妊娠子痫，头痛眩晕。

主要成分

主含生物碱类、黄酮类、三萜类和苷类等，以生物碱钩藤碱、异钩藤碱、去氢钩藤碱为主要药效成分。

性状特征

为干燥的带钩茎枝，茎枝略呈方柱形，表面红棕色或棕褐色，一端有一环状的茎节，稍突起，节上有对生的两个弯钩，形如船锚，尖端向内卷曲，亦有单钩的，钩大小不一，基部稍圆，全体光滑，略可见纵纹理。质轻而坚，不易折断，气无，味淡。

【选购秘诀】以双钩形如锚状、茎细、钩结实、光滑、色红褐或紫褐者为佳。

【贮藏方法】置于通风干燥处保存、防霉。

【用法用量】内服，煎汤（不宜久煎），4.5～9克；或入散剂。

【药用价值】其所含的生物碱能起到直接和间接的降压作用，同时具有镇静、抗惊厥、抗癫痫作用及对脑缺血损伤的保护作用；临床上常用于治疗高血压和小儿抽动症。治肝火上攻或肝阳上亢的头痛。肝阳者，常与夏枯草、栀子、黄芩配伍。肝火者，常与天麻、石决明、菊花等配伍。与蝉蜕、薄荷同用，可治疗小儿夜啼，有凉肝止惊作用。

特别提示

最能盗气，虚者勿投，无火者勿服。

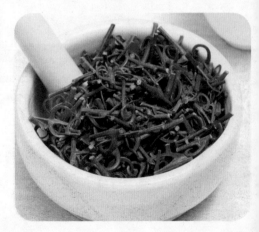

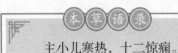
本草语录

主小儿寒热，十二惊痫。

温里药主要用于治疗里寒证，所谓里寒，大概包括两方面的情况。

一是阴寒自里生，表现出显著的寒象。程度稍轻的有手足冷、畏寒、面色苍白、口不渴、喜热饮、小便清长、大便稀溏、苔薄白、脉迟等阳虚表现，多见于慢性病而全身功能衰弱、能量代谢降低的患者；程度严重的则为亡阳证，临床表现为四肢冰冷、畏寒、自汗、口鼻气冷、大便清稀、脉沉微，多见于休克、虚脱等循环衰竭的患者。

二是寒邪入侵脏腑，又称脏寒，主要是脾胃虚寒。表现有呕吐、呃逆、泄泻、胸腹冷痛等胃肠功能障碍的症状。从现代医学观点看，一般多属于受寒后或饮食生冷后引起的急性胃炎、急性胃肠炎。

温里祛寒药有的是由于具有强心、反射性兴奋血管运动中枢的作用，促进全身或局部的血液循环，故能回阳救逆、温经散寒；有的温里祛寒药有健胃作用，故能加强胃肠道消化吸收功能，改善能量代谢，并有抗菌等作用，故能温中暖胃而止呕、止泻。

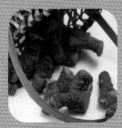

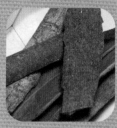

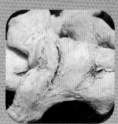

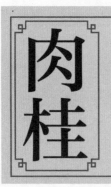

肉桂

【别名】牡桂、桂皮、玉桂。
【来源】樟科植物肉桂 *Cinnamomum cassia* 的干燥树皮。
【产地】主产于广东、广西、云南、福建等地。
【性味】性热，味辛、甘。

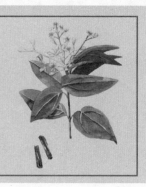

▋功效主治

补火助阳，引火归元，散寒止痛，温通经脉。用于阳痿宫冷，腰膝冷痛，肾虚作喘，虚阳上浮，眩晕目赤，心腹冷痛，虚寒吐泻，寒疝腹痛，痛经经闭。

▋主要成分

皮含挥发油，主要成分为桂皮醛，并含少量乙酸桂皮酯、乙酸苯丙酯等。

▋性状特征

呈槽状或卷筒状。外表面灰棕色，稍粗糙，有不规则的细皱纹和横向突起的皮孔，有的可见灰白色的斑纹；内表面红棕色，略平坦，有细纵纹，划之显油痕。质硬而脆，易折断，断面不平坦，外层棕色而较粗糙，内层红棕色而油润，两层间有1条黄棕色的线纹。气香浓烈，味辛、辣。

【选购秘诀】以未破碎、体重、外皮细、肉厚、断面色紫、油性大、香气浓厚、味甜辣的为佳。
【贮藏方法】置阴凉干燥处，密闭保存。
【用法用量】内服，煎汤，1.5～4.5克；或入丸、散。外用，浸酒涂擦或研末调敷。
【药用价值】研究表明肉桂有抗肿瘤、抗菌、抗炎、抗氧化、抗酪氨酸酶、降糖、降脂、降尿酸等多种药理作用，可治疗多种疾病。

特别提示

有出血倾向者及孕妇慎用，不宜与赤石脂同用。

本草语录

治上气咳逆，结气，喉痹，吐吸。利关节，补中益气。

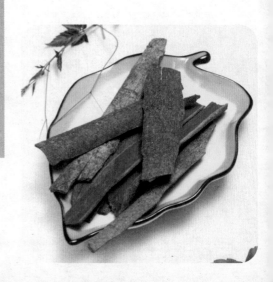

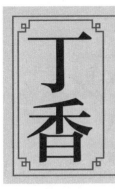

丁香

【别名】丁子香、公丁香。

【来源】桃金娘科植物丁香 *Eugenia caryophyllata* 的干燥花蕾。

【产地】主产于坦桑尼亚、马来西亚、印度尼西亚等地。我国广东有少数出产。

【性味】性温，味辛。

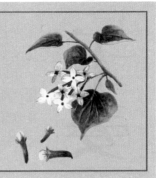

【选购秘诀】以个大，粗壮、鲜紫棕色、香气强烈、油多者为佳。

【贮藏方法】置阴凉干燥处。

【用法用量】内服，煎汤，0.9～3克；或入丸、散。外用，研末调敷。

【药用价值】丁香酚能使胃黏膜充血，促使胃液分泌，刺激胃肠蠕动，增进食欲。乙酰丁香酚能有效地控制葡萄球菌、痢疾杆菌和其他细菌的生长，起到杀菌的作用。对流感病毒有明显的抑制作用。对多种皮肤癣菌有较强的抑制作用。

特别提示

热病及阴虚内热者忌服。不宜与郁金同用。

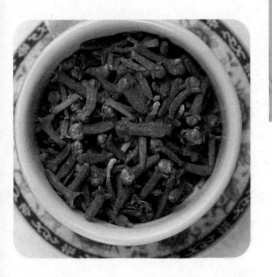

功效主治

温中降逆，补肾助阳。用于脾胃虚寒，呃逆呕吐，食少吐泻，心腹冷痛，肾虚阳痿。

主要成分

花蕾含挥发油即丁香油。油中主要含有丁香油酚、乙酰丁香油酚、B-石竹烯，以及甲基正戊基酮、水杨酸甲酯。花中还含三萜化合物如齐墩果酸、黄酮和对氧萘酮类鼠李素、山奈酚。

性状特征

干燥的花蕾略呈短棒状，红棕色至暗棕色。下部为圆柱状略扁的萼管，基部渐狭小，表面粗糙，刻之有油渗出，萼管上端有4片三角形肥厚的萼。上部近圆球形。气芳香，味辛。

本草语录

治虚哕，小儿吐泻，痘疮胃虚，灰白不发。

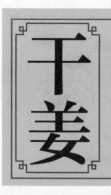

干姜

【别名】白姜、均姜、干生姜。

【来源】姜科植物姜 *Zingiber officinale* 的干燥根茎。

【产地】主产于四川。

【性味】性热，味辛。

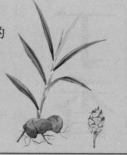

功效主治

温中散寒，回阳通脉，温肺化饮。用于脘腹冷痛，呕吐泄泻，肢冷脉微，寒饮喘咳。

主要成分

主含挥发油，以姜醇、姜烯、没药烯、芳樟醇等，尚含二氢姜酚、六氢姜黄素、天门冬氨酸、谷氨酸、丝氨酸等。

性状特征

干姜片呈不规则纵切片或斜切片，具指状分枝。外皮灰黄色或浅黄棕色，粗糙，具纵皱纹及明显的环节。切面灰黄色或灰白色，略显粉性，可见较多的纵向纤维，有的呈毛状。质坚实，断面纤维性。气香、特异，味辛辣。

【选购秘诀】以质坚实、外皮灰黄色、内灰白色、断面粉性足、少筋脉者为佳。

【贮藏方法】置阴凉干燥处、防蛀。

【用法用量】内服，煎汤，1.5 ～ 4.5 克。

【药用价值】干姜含有挥发油、姜辣素、具有抗血小板凝聚、升压、降血脂、抗炎、保护胃黏膜、抗溃疡和利胆保肝等多方面的药理作用。现在还发现，干姜还具有抗病原体、抗衰老、镇咳、止呕、解毒、防晕、抗肿瘤和增强免疫等作用。淡干姜是由原药泡淡后切片、晒干而成，药性没有那么峻热，散寒力稍弱些，但长于止呕、行气。

特别提示

阴虚内热、血热妄行者忌服。孕妇慎服。

本草语录

治胸满，咳逆上气。温中，止血，出汗，逐风，湿痹，肠澼下痢。生者尤良。

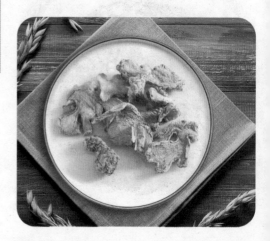

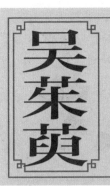

吴茱萸

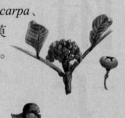

【别名】吴萸、左力。

【来源】芸香科植物吴茱萸 *Euodia rutaecarpa*、石虎 *E. rutaecarpa officinalis* 或疏毛吴茱萸 *E. rutaecarpa bodinieri* 的干燥近成熟果实。

【产地】主产于长江流域以南各省区。多为栽培。

【性味】性热，味辛、苦。有小毒

【选购秘诀】以色绿、饱满者为佳。

【贮藏方法】置通风干燥处保存。

【用法用量】内服，煎汤，1.5～6克；或入丸、散。外用，煎水洗或研末调敷。

【药用价值】吴茱萸提取物在体外对猪蛔虫有较显著作用，对蚯蚓、水蛭亦有效。其煎剂对霍乱弧菌有较强抑制效力。对絮状表皮癣菌、奥杜益氏小芽孢癣菌等11种皮肤真菌有不同程度的抑制作用。大量吴茱萸对中枢有兴奋作用，并可引起视力障碍、错觉等。吴茱萸次碱的分解产物芸香碱有较强的子宫收缩作用。

特别提示

阴虚火旺者忌服，孕妇慎用。

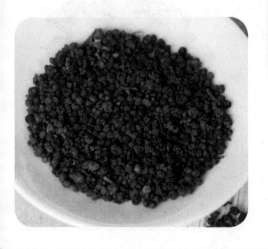

功效主治

散寒止痛，降逆止呕，助阳止泻。用于厥阴头痛，寒疝腹痛，寒湿脚气，经行腹痛，脘腹胀痛，呕吐吞酸，五更泄泻。

主要成分

含挥发油为吴茱萸烯、罗勒烯、吴茱萸内酯醇、吴茱萸酸等。还含吴茱萸碱、吴茱萸次碱、羟基吴茱萸碱等。

性状特征

呈球形或略呈五角状扁球形。表面暗黄绿色至褐色，粗糙，有多数点状突起或凹下的油点。顶端有五角星状的裂隙，基部残留被有黄色茸毛的果梗。质硬而脆。气芳香浓郁，味辛辣而苦。

本草语录

主温中，下气，止痛，咳逆，寒热，除湿，血痹，逐风邪，开腠理。

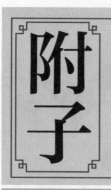

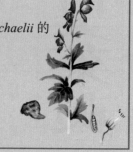

附子

【别名】附片、盐附子、淡附片。

【来源】毛茛科植物乌头 Aconitum carmichaelii 的子根的加工品。

【产地】主产于四川、陕西等地。

【性味】性大热；味辛、甘，有毒。

功效主治

回阳救逆，补火助阳，散寒止痛。用于亡阳虚脱，肢冷脉微，心阳不足，胸痹心痛，虚寒吐泻，脘腹冷痛，肾阳虚衰，阳痿宫冷，阴寒水肿，阳虚外感，寒湿痹痛。

主要成分

含有生物碱为乌头碱、新乌头碱及次乌头碱等，此外，还含有非生物碱成分。

性状特征

盐附子：呈圆锥形，长4～7厘米，直径3～5厘米。表面灰黑色，被盐霜，顶端有凹陷的芽痕，周围有瘤状突起的支根或支根痕。体重，横切面灰褐色，可见充满盐霜的小空隙和多角形形成层环纹，环纹内侧导管束排列不整齐。气微，味咸而麻，刺舌。

黑顺片：为纵切片，上宽下窄，长1.7～5厘米，宽0.9～3厘米，厚0.2～0.5厘米。外皮黑褐色，切面暗黄色，油润具光泽，半透明状，并有纵向导管束。质硬而脆，断面角质样。气微，味淡。

白附片：无外皮，黄白色，半透明，厚约0.3厘米。

【选购秘诀】盐附子以个大、坚实、表面起盐霜者为佳。黑顺片以片均匀，表面油润光泽者为佳。

【贮藏方法】置干燥处。

【用法用量】3～15克，先煎，久煎。

【药用价值】附子被称为"回阳救逆第一品药"熟附片强心作用较强，煎煮愈久，强心作用更强。可配干姜、甘草组成四逆汤用于亡阳症。可治疗虚寒性阳痿宫冷，常配伍肉桂、山茱萸等，如右归丸。配伍桂枝、白术、甘草可用于寒痹痛剧者。

特别提示

阴虚及热证忌用，孕妇禁用。不宜与半夏、瓜蒌、天花粉、贝母、白蔹、白及同用。附子不宜多用，以免引起中毒。

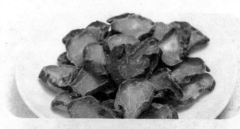

本草语录

治风寒，咳逆，邪气，温中，金创，破症坚，积聚，血痕，寒湿踒躄，拘挛，膝痛，不能行步。

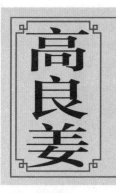
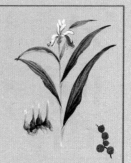

高良姜

【别名】膏凉姜、良姜、蛮姜、佛手根、小良姜、海良姜。

【来源】姜科植物高良姜 *Alpinia officinarum* 的干燥根茎。

【产地】主产于广东、广西、台湾等地。

【性味】性热，味辛。

【选购秘诀】以粗壮、坚实、红棕色、味香辣者为佳。

【贮藏方法】置于干燥处保存。

【用法用量】3～6克。

【药用价值】高良姜煎液（100%）对炭疽杆菌、α－溶血性链球菌或β－溶血性链球菌、白喉及类白喉杆菌、肺炎球菌、葡萄球菌（金黄色、柠檬色、白色）、枯草杆菌等皆有不同程度的抗菌作用。在试管内对人型结核杆菌略有抑制作用，但效力不及黄连等。配党参、茯苓等，煎水服，用于治疗胃寒呃逆。

特别提示

阴虚有热者忌服。

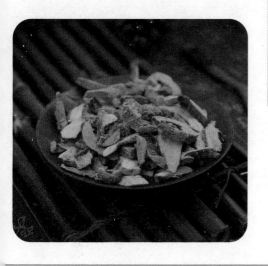

功效主治

温胃止呕，散寒止痛。用于脘腹冷痛，胃寒呕吐，嗳气吞酸。

主要成分

含黄酮类成分：高良姜素、高良姜素-3-甲醚、山奈素、山奈酚、槲皮素；挥发油，油中主要成分为桉油精、桂皮醛甲酯，丁香油酚等。

性状特征

本品呈圆柱形，多弯曲，有分枝，长5～9厘米，直径1～1.5厘米。表面棕红色至暗褐色，有细密的纵皱纹和灰棕色的波状环节，节间长0.2～1厘米，一面有圆形的根痕。质坚韧，不易折断，断面灰棕色或红棕色，纤维性，中柱约占1/3。气香，味辛辣。

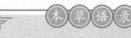

本草语录

主暴冷，胃中冷逆，霍乱腹痛。

小茴香

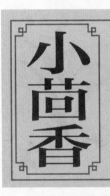

【别名】谷茴香、谷茴。

【来源】伞形科植物茴香 *Foeniculum vulgare* 的干燥成熟果实。

【产地】全国各地均有栽培。

【性味】性温，味辛。

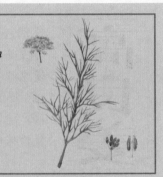

功效主治

散寒止痛、理气和胃。用于寒疝腹痛，睾丸偏坠，痛经，少腹冷痛，脘腹胀痛，食少吐泻。

主要成分

含挥发油，油中主要成分为茴香醚、α-茴香酮、甲基胡椒酚、茴香醛等。

性状特征

本品为双悬果，呈圆柱形，有的稍弯曲，长 4 ~ 8 毫米，直径 1.5 ~ 2.5 毫米。表面黄绿色或淡黄色，两端略尖，顶端残留有黄棕色突起的柱基，基部有时有细小的果梗。分果呈长椭圆形，背面有纵棱 5 条，接合面平坦而较宽。横切面略呈五边形，背面的四边约等长。有特异香气，味微甜、辛。

【选购秘诀】以粒大饱满、黄绿色、气味浓者为佳。

【贮藏方法】置阴凉干燥处。

【用法用量】可以内服，常用量为 3 ~ 5 克；也可以作为佐料做菜吃。

【药用价值】小茴香含茴香醚、小茴香酮等，能促进胃肠蠕动和增加消化液分泌，能降低胃张力，排出胃肠气体，并有祛痰作用。还能增强链霉素抗结核杆菌的作用。用于治疗消化不良，可视为芳香性健胃剂，常配生姜、厚朴等药同用。

特 别提示

阴虚火旺者禁服。

本草语录

若小肠、膀胱并胃腑之证患于热者，投之反增其疾也。

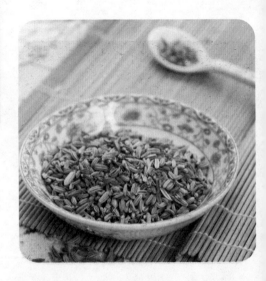

凡以收敛固涩为主要功用的药物称为收涩药。这类药物多有酸涩之味，分别具有敛汗、止泻、固精、缩尿、止咳等作用。用于治疗久病体虚、元气不固所致的自汗、盗汗、泻痢、脱肛等各种滑脱不禁的证候。《本草纲目》记载："脱则散而不收，故用酸涩之药以敛其耗散。"

收敛固涩属于治标应急的方法，临床常与补益药同用，治标固本兼顾，根据具体的证候，配伍其他药。

收涩药主要用于治疗滑脱证候。所谓滑脱，就是指大小便、汗液等的滑利脱失，以及内脏器官脱垂，多由久病体虚、元气不固，亦可因服用攻下和破消药太多，伤及元气而引起。从现代医学的观点来看，与体弱而致自主神经失调（故有自汗、盗汗、肠管蠕动和分泌亢进而有泄泻）、肌张力降低（包括括约肌功能减退，故有脱肛、遗尿）等因素有关。

收涩药多含鞣质，有较强的收敛、抗菌作用，有的还有止血、镇咳和强壮的作用，故能治疗滑脱证候。许多固涩药兼有上述数项作用，在用药时应注意选择。

第十二章 收涩篇

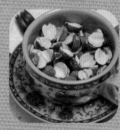

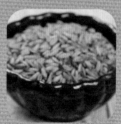

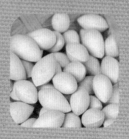

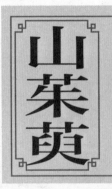

【别名】山萸肉、枣皮、萸肉。

【来源】山茱萸科植物山茱萸 Cornus officinalis 的干燥成熟果肉。

【产地】主产于浙江、河南、安徽、陕西、山西、四川等地。

【性味】性微温，味酸、涩。

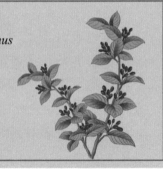

▎功效主治▎

补益肝肾，收涩固脱。用于眩晕耳鸣，腰膝酸痛，阳痿遗精，遗尿尿频，崩漏带下，大汗虚脱，内热消渴。

▎主要成分▎

果实含山茱萸苷、番木鳖苷、皂苷、鞣质、维生素A、没食子酸、苹果酸、酒石酸。

▎性状特征▎

呈不规则的片状或囊状，长1～1.5厘米，宽0.5～1厘米。表面紫红色至紫黑色，皱缩，有光泽。顶端有的有圆形宿萼痕，基部有果梗痕。质柔软。气微，味酸、涩、微苦。

【选购秘诀】以无核、皮肉肥厚、色红油润者佳。

【贮藏方法】置干燥处、防蛀。

【用法用量】6～12克。

【药用价值】山茱萸流浸膏有利尿和降血压的作用。体外试验能杀灭腹水癌细胞，拮抗因化疗放疗引起的白细胞下降。有抗实验性肝损害作用，有抗氧化的作用。所含鞣质有收敛固涩的作用。对痢疾杆菌、金黄色葡萄球菌及某些皮肤真菌均有抑制作用。用于止汗，尤其是对于亡阳而汗出不止，有良好的效果。对肝肾不足所致的高血压，也可用山萸肉常配杜仲、石菖蒲、鸡血藤等。

特 别提示

素有湿热，小便不利者忌服。

本草语录

治心下邪气，寒热，温中，逐寒湿痹，去三虫。

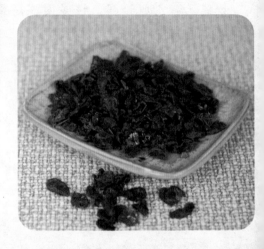

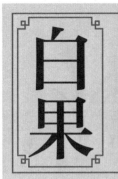

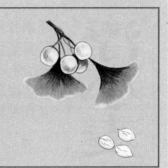

【别名】银杏、白果肉、银杏肉。

【来源】银杏科植物银杏 *Ginkgo biloba* 的干燥成熟种子。

【产地】全国大部分地区有产。主产于广西、四川、河南、山东、湖北、辽宁等地。

【性味】性平，味甘、苦、涩。

【选购秘诀】以外壳白色、种仁饱满、里面色白者佳。

【贮藏方法】置通风干燥处。

【用法用量】5～10克。

【药用价值】白果有敛肺定喘、止带缩尿及化痰的功能，外用则能消毒杀虫。白果种仁含较多的碳水化合物，其次为蛋白质、脂肪，以及钙、磷、钾、硒、维生素E等，故有较高的营养价值。药理研究发现，本品具有一定的祛痰作用，对结核杆菌、致病性皮肤真菌等有抑制作用。所含银杏酸、银杏酚等有一定的毒性。

特别提示

有实邪者忌服。

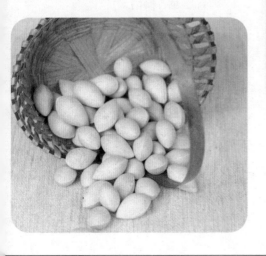

功效主治

敛肺定喘，止带缩尿。用于痰多喘咳，带下白浊，遗尿尿频。

主要成分

种子含少量氰苷、赤霉素和动力精样物质。外种皮含有毒成分白果酸、氢化白果酸、白果酚和白果醇。花粉含多种氨基酸、谷氨酰胺、天门冬素、柠檬酸等。

性状特征

干燥的种子呈倒卵形或椭圆形，略扁。外壳（种皮）白色或灰白色，平滑，坚硬，边缘有2条棱线盘绕，顶端渐尖，基部有圆点状种柄痕。壳内有长而扁圆形的种仁，剥落时一端有淡棕色的薄膜。种仁淡黄色或黄绿色，内部白色，粉质。中心有空隙。气微，味甘、微苦涩。

本草语录

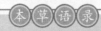

熟食温肺益气，定喘嗽，缩小便，止白浊。生食降痰，消毒杀虫。嚼浆，涂鼻面手足，去皶泡，皯黯，皱皱及疥癣疳匿、阴虱。

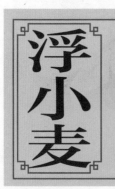

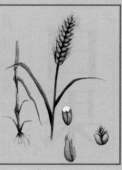

【别名】浮麦。

【来源】禾本科植物小麦 *Triticum aestivum* 的干燥瘪瘦果实。

【产地】全国大部分地区均有。

【性味】性凉，味甘。

▌功效主治 ▌

止汗，退虚热。用于骨蒸劳热，自汗，盗汗。

▌主要成分 ▌

普通小麦含淀粉 53% ~ 70%，蛋白质 11%，糖类（蔗糖、葡萄糖、棉子糖、麦芽糖、蜜二糖）2% ~ 7%，糊精 2% ~ 10%，脂肪约 1.6%，粗纤维约 2%；尚含少量谷甾醇、卵磷脂、尿囊素、精氨酸、淀粉酶、蛋白分解酶及微量 B 族维生素和维生素 E。

▌性状特征 ▌

呈长圆形，长 3 ~ 6 毫米，直径 1.5 ~ 2.5 毫米。表面黄棕色或灰黄色，略皱缩。顶端具黄白色短柔毛，背面近基部处有椭圆形略下凹的胚，腹面具一深纵沟。体轻，断面白色，有空隙。气微，味淡。

本草语录

敛虚汗。

【选购秘诀】以粒匀、轻浮，表面有光泽者为佳。

【贮藏方法】置于通风干燥处保存。

【用法用量】内服，煎汤，9 ~ 15 克；或炒焦、研末。

【药用价值】本品用于止汗。治疗各种虚汗、盗汗，单用虽有效，但多配麻黄根、牡蛎、黄芪等加强敛汗作用，也可配橹豆衣，方如浮小麦橹豆衣煎剂，此方治疗肺结核盗汗的效果较好。麦皮有缓和神经的功效，能除烦、解热、润脏腑、安神经。现代医学证实，小麦麸含有丰富的维生素 B_1 和蛋白质，有治疗脚气病、末梢神经炎的功效。

特别提示

脾胃虚寒者慎用。

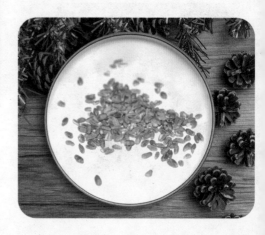

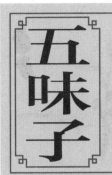

五味子

【别名】玄及、会及、五梅子。

【来源】木兰科植物五味子 *Schisandra chinensis* 的干燥成熟果实。

【产地】主产于辽宁、吉林、黑龙江、河北等地，商品习称"北五味子"。

【性味】性温，味酸、甘。

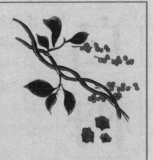

【选购秘诀】以紫红色、粒大、肉厚、有油性及光泽者为佳。

【贮藏方法】置通风干燥处、防霉。

【用法用量】2～6克。

【药用价值】本品具有镇咳祛痰、调整血压、调节胃液分泌及促进胆汁分泌、兴奋中枢神经系统、兴奋脊髓、提高大脑皮层调节作用的功效。近几年临床上主要用于治疗肝炎和神经衰弱等。五味子乙醇提取液有抗电休克的作用。

特别提示

外有表邪，内有实热，或咳嗽初起、痧疹初发者忌服。较显著的高血压病和动脉硬化的患者慎用。

功效主治

收敛固涩，益气生津，补肾宁心。用于久嗽虚喘，梦遗滑精，遗尿尿频，久泻不止，自汗盗汗，津伤口渴，内热消渴，心悸失眠。

主要成分

主要有效成分为木脂素，主要为五味子素及其类似物，去氧五味子素、五味子醇甲等。以及挥发油、枸橼酸、苹果酸、维生素 C 等。

性状特征

本品呈不规则的球形或扁球形，直径 5～8 毫米。表面红色、紫红色或暗红色，皱缩，显油润；有的表面呈黑红色或出现"白霜"。果肉柔软，种子 1～2，肾形，表面棕黄色，有光泽，种皮薄而脆。果肉气微，味酸；种子破碎后，有香气，味辛、微苦。

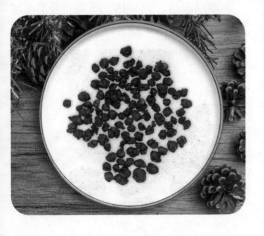

本草语录

主益气，咳逆上气，劳伤羸瘦，补不足，强阴，益男子精。

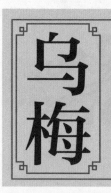

乌梅

【别名】梅实、熏梅、桔梅肉。

【来源】蔷薇科植物梅 *Prunus mume* 的干燥近成熟果实。

【产地】主产于四川、浙江、福建、湖南、贵州。

【性味】性平，味酸、涩。

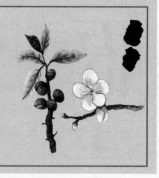

功效主治 ◀◀

敛肺，涩肠，生津，安蛔。用于肺虚久咳，久泻久痢，虚热消渴，蛔厥呕吐腹痛。

主要成分 ◀◀

含柠檬酸、固甾醇和齐墩果酸样物质。

性状特征 ◀◀

呈类球形或扁球形，直径1.5～3厘米。表面乌黑色或棕黑色，皱缩不平，基部有圆形果梗痕。果核坚硬，椭圆形，棕黄色，表面有凹点；种子扁卵形，淡黄色。气微，味极酸。

【选购秘诀】以个大、肉厚、核小、外皮乌黑色、不破裂露核、柔润、味极酸者为佳。

【贮藏方法】置于阴凉干燥处、防霉、防虫。

【用法用量】6～12克。

【药用价值】本品具有敛肺止咳的作用。主治久泻久痢、滑泻不禁。对久痢（尤其是血痢）较为适合，用于肺虚久咳少痰或干咳无痰可配伍杏仁等。用于治疗久泻久痢，配伍罂粟壳、诃子等，如固肠丸。治疗蛔虫腹痛，则配细辛、蜀椒等，如乌梅丸。治虚热消渴，可单味煎服，或与天花粉、麦冬、人参等组成玉泉散。还可配合山楂、陈皮、洛神花、桂花、冰糖搭配成乌梅汤饮用。

特别提示

本品收敛，故外热、热滞、表邪未解者不宜用。本品味酸，胃酸过多者慎用。

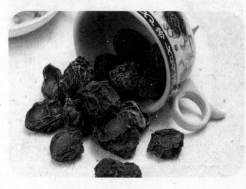

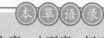
本草语录

去痹，止下痢，好唾口干。

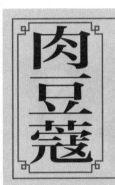

【别名】迦拘勒、豆蔻、肉果。

【来源】肉豆蔻科植物肉豆蔻 Myristica fragrans 的干燥种仁。

【产地】主产于马来西亚及印度尼西亚。

【性味】性温，味辛。

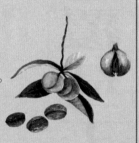

【选购秘诀】以个大、体重、坚实、表面光滑、油足、破开后香气浓烈者为佳。

【贮藏方法】置通风干燥处、防蛀。

【用法用量】内服，煎汤，3～9克；或入丸、散，每次 0.5～1 克。

【药用价值】本品具有收敛、止泻、健胃、排气的作用。用于虚冷、冷痢，如慢性结肠炎、小肠营养不良、肠结核等。偏于肾阳虚弱者，可配补骨脂、五味子等，方如四神丸。偏于脾阳虚弱者，配党参、白术、茯苓、大枣。脾胃皆虚者用养脏汤，此方治脱肛亦好。

特别提示

体内火盛、中暑热泄、肠风下血、胃火齿痛及湿热积滞、滞下初起者，皆不宜服。

功效主治

温中行气，涩肠止泻。用于脾胃虚寒，久泻不止，脘腹胀痛，食少呕吐。

主要成分

含挥发油，主要成分为 d-莰烯及 α-蒎烯；另含肉豆蔻醚、丁香油酚等。尚含脂肪油、齐墩果酸等。肉豆蔻醚有药材特有香气，用量大时有毒。

性状特征

呈卵圆形或椭圆形，长 2～3厘米，直径 1.5～2.5 厘米。表面灰棕色或灰黄色，有时外被白粉（石灰粉末）。全体有浅色纵行沟纹和不规则网状沟纹。种脐位于宽端，呈浅色圆形突起，合点呈暗凹陷。种脊呈纵沟状，连接两端。质坚，断面显棕黄色相杂的大理石花纹，宽端可见干燥皱缩的胚，富油性。气香浓烈，味辛。

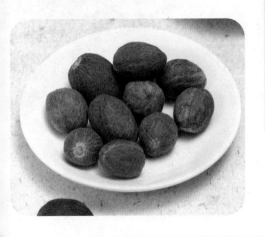

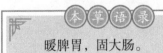

本草语录

暖脾胃，固大肠。

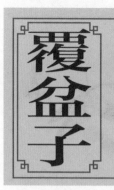

覆盆子

【别名】覆盆、小托盘。

【来源】蔷薇科植物华东覆盆子 *Rubus chingii* 的干燥果实。

【产地】主产于浙江、福建、湖北等地。

【性味】性温，味甘、酸。

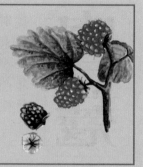

功效主治

益肾固精缩尿，养肝明目。用于遗精滑精，遗尿尿频，阳痿早泄，目暗昏花。

主要成分

掌叶覆盆子含有机酸、糖类及少量维生素C。

性状特征

本品为聚合果，由多数小核果聚合而成，呈圆锥形或扁圆锥形，高0.6～1.3厘米，直径0.5～1.2厘米。表面黄绿色或淡棕色，顶端钝圆，基部中心凹入。宿萼棕褐色，下有果梗痕。小果易剥落，每个小果呈半月形，背面密被灰白色茸毛，两侧有明显的网纹，腹部有突起的棱线。体轻，质硬。气微，味微酸涩。

【选购秘诀】以个大、饱满、粒整、结实、色灰绿、无叶梗者为佳。

【贮藏方法】置于干燥处保存。

【用法用量】内服，煎汤，4.5～6克；浸酒、熬膏或入丸、散。

【药用价值】有益肾固精、缩尿壮阳作用。对治疗痛经及妇科炎症有奇效。100%煎剂用平板打洞法，对葡萄球菌有抑制作用，对霍乱弧菌也有抑制作用。临床上用于治疗尿频、遗尿，常配桑螵蛸、益智仁、芡实等，效果较显著。

特别提示

本品热而敛小便，凡有小便不利、阴虚阳亢、虚火浮越者不宜用。

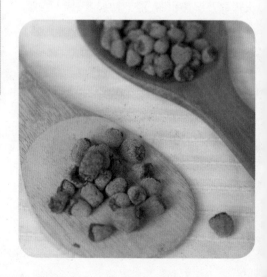

本草语录

安五脏，益颜色，养精气，长发，强志。

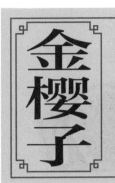

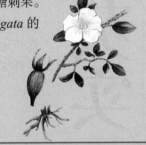

金樱子

【别名】山石榴、糖罐、糖蜂糖罐、糖刺果。

【来源】蔷薇科植物金樱子 *Rosa laevigata* 的干燥成熟果实。

【产地】主产于广东、湖南、浙江、江西等地。

【性味】性平，味酸、甘、涩。

【选购秘诀】以个大、色红黄、去净毛刺者为佳。

【贮藏方法】置于干燥通风处保存，防潮、防蛀。

【用法用量】内服，煎汤，4.5～9克；或入丸、散或熬膏。

【药用价值】对实验性动脉粥样硬化有缓解的作用。有很好的抗病毒、抗菌作用。金樱子含鞣质，对金黄色葡萄球菌、大肠杆菌有很高的抑菌作用，对绿脓杆菌也有效。还可用于治疗慢性痢疾，取其有收敛和抗菌的作用，常配莲子、芡实等。100%金樱子浓煎液内服可治轻度子宫脱垂。

特别提示

有实火、邪热者忌服。多服、久服会有便秘和轻度腹痛等反应。

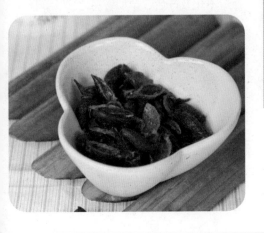

功效主治

固精缩尿，固崩止带，涩肠止泻。用于遗精滑精，遗尿尿频，崩漏带下，久泻久痢。

主要成分

金樱子（果实）含柠檬酸、苹果酸、鞣质、树脂、维生素C，含皂苷17.12%；另含丰富的糖类，其中有还原糖60%（果糖33%），蔗糖1.9%，以及少量淀粉。

性状特征

本品为花托发育而成的假果，呈倒卵形，长2～3.5厘米，直径1～2厘米。表面红黄色或红棕色，有突起的棕色小点，系毛刺脱落后的残基。顶端有盘状花萼残基，中央有黄色柱基，下部渐尖。质硬。切开后，花托壁厚1～2毫米，内有多数坚硬的小瘦果，内壁及瘦果均有淡黄色绒毛。气微，味甘、微涩。

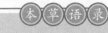

本草语录

入脾、肾二经。主治日久下痢，血崩带下，涩精遗泄。

芡实

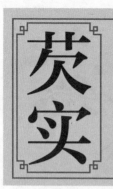

【别名】鸡头、雁头、刀芡实、鸡头果、苏黄。

【来源】睡莲科植物芡 *Euryale ferox* 的干燥成熟种仁。

【产地】主产于湖南、江苏、安徽。

【性味】性平，味甘、涩。

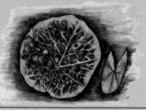

功效主治

益肾固精，补脾止泻，除湿止带。用于遗精滑精，遗尿尿频，脾虚久泻，白浊，带下。

主要成分

种子含大量淀粉。每100克中含蛋白质4.4克，脂肪0.2克，碳水化合物32克，粗纤维0.4克，灰分0.5克，钙9毫克，磷110毫克，铁0.4毫克，硫胺素0.4毫克，核黄素0.08毫克，烟酸2.5毫克，抗坏血酸6毫克，胡萝卜素微量。

性状特征

本品呈类球形，多为破粒，完整者直径5～8毫米。表面有棕红色或红褐色内种皮，一端黄白色，约占全体1/3，有凹点状的种脐痕，除去内种皮显白色。质较硬，断面白色，粉性。气微，味淡。

本草语录

治湿痹，腰脊膝痛，补中，除暴疾，益精气，强志，令耳目聪明。

【选购秘诀】以颗粒饱满均匀、粉性足、无碎末及皮壳者为佳。

【贮藏方法】置于通风干燥处保存。

【用法用量】内服，煎汤，9～15克；或入丸、散。

【药用价值】用于补肾。治夜尿、小便频数，常配金樱子、莲须、莲实、沙苑子等，方如金锁固精丸。对于慢性肾炎，可用芡实30克、红枣18克，煮猪肾常服。治小儿遗尿则配桑螵蛸。用于健脾，治小儿脾虚泄泻尤为适宜，一般配党参、茯苓、白术、神曲等。如属于肝旺脾弱，有肝热表现或自汗，可用芡实配薏苡仁、莲子、独脚金等煮汤作茶饮。

特别提示

凡外感疟疾、痔、气郁痞胀、溺赤便秘、食运不化及产后、孕妇皆忌之。

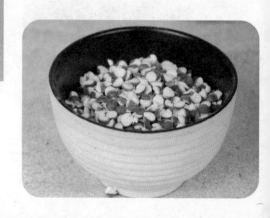

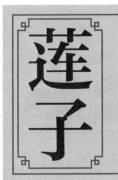

莲子

【别名】藕实、莲实、泽芝、莲蓬子。

【来源】睡莲科植物莲 *Nelumbo nucifera* 的干燥成熟种子。

【产地】主产于湖南、湖北、福建、江苏、浙江、江西。

【性味】性平，味甘、涩。

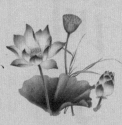

【选购秘诀】干货以颗粒大而饱满、肉色白、富粉性、煮之易烂者为佳。另外，莲子新货商品嚼之微显糯性而不十分硬脆，而且煮之易烂。

【贮藏方法】置于通风干燥处保存。

【用法用量】内服，煎汤，10～15克；或入丸、散。去莲心、打碎用。

【药用价值】莲子中的钙、磷和钾含量非常丰富，除可以构成骨骼和牙齿的成分外，还有促进凝血、使某些酶活化，维持神经传导性、镇静神经，维持肌肉的伸缩性和心跳的节律等作用。莲子有养心安神的功效，还可以健脑，增强记忆力，提高工作效率。

特别提示

中满痞胀及大便燥结者忌服。

功效主治

补脾止泻，止带，益肾涩精，养心安神。用于脾虚泄泻，带下，遗精，心悸失眠。

主要成分

主要活性成分为多酚类化合物，还含有生物碱、多糖类等成分。

性状特征

本品略呈椭圆形或类球形。表面红棕色，有细纵纹和较宽的脉纹。一端中心呈乳头状突起，棕褐色，多有裂口，其周边略下陷。质硬，种皮薄，不易剥离。子叶2，黄白色，肥厚，中有空隙，具绿色莲子心；或底部具有一小孔，不具莲子心。气微，味甘、微涩；莲子心味苦。

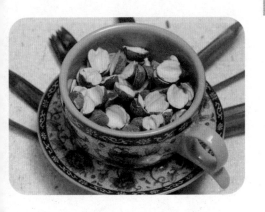

本草语录

主补中，养神，益气力。

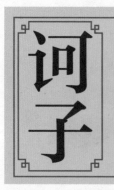

诃子

【别名】诃黎勒、诃黎、随风子。
【来源】使君子科植物诃子 *Terminalia chebula* 或绒毛诃子 *T. chebula tomentella* 的干燥成熟果实。
【产地】主产于云南、广东、广西等地。
【性味】性平，味苦、酸、涩。

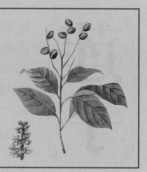

功效主治

涩肠止泻，敛肺止咳，降火利咽。用于久泻久痢，便血脱肛，肺虚喘咳，久嗽不止，咽痛音哑。

主要成分

主要含鞣质（主为单宁酸）、多酚类、多糖类及挥发油等成分。

性状特征

饮片呈全裂或半裂开的扁长梭形、扁长圆形或扁卵圆形、横断裂开的锥形或不规则块状。外表面棕色、黄褐色或暗棕褐色。内表面暗棕色、暗黄褐色或暗棕褐色，粗糙凹凸不平。质坚脆、可碎断。气微，味微酸、涩后甜。

【选购秘诀】以黄棕色、有光泽，坚实者为佳。
【贮藏方法】置于干燥处保存。
【用法用量】内服，煎汤，3～9克；或入丸、散。外用，煎水熏洗。
【药用价值】果实含鞣质较多，有鞣质的一般作用，如收敛、止泻等。体外试验证明，诃子在体外有良好的抗伤寒杆菌的作用，对4～5种痢疾杆菌都有效，尤以诃子壳为佳。用80%乙醇从干果中提取得的诃子素，对平滑肌有罂粟碱样的解痉作用。除鞣质外诃子还含有致泻成分，临床上用于久泻、久痢，治慢性痢疾和慢性肠炎，取其有收敛和抗菌的作用。

特别提示

凡外邪未解、内有湿热火邪者忌服。脾气虚、表现消化不良者宜少用。

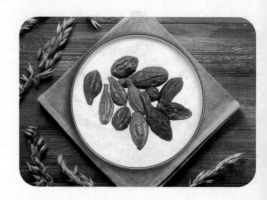

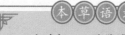
本草语录

主冷气，心腹胀满，下宿物。

泻下药能刺激肠道引起腹泻，或润滑肠道，促进排便，有些泻下药还有利尿的作用。

泻下药主要用于里实证，所谓里实，大概可分为三类。

第一类是热积便秘。温热性疾病，病情向里发展，邪热进入肠胃，使肠胃津液耗失，热和燥邪积结在里，成为热积便秘。此时，要用泻下药通便，以清热泻火。根据现代医学观点，这种里实，是发热性疾病过程出现的便秘及其伴随的症状。由于发热引起失水，粪质干燥，排泄困难而致便秘。中药通便所以能够清热泻火，主要是由于某些泻下药兼有泻下和抗菌的作用，在清除肠内积粪和有毒物质的同时，抑制了炎症的发展。

第二类是寒积便秘。寒邪影响肠胃，使排泄不畅，粪便积结在肠腑，即所谓的阴寒结聚。根据现代医学的观点来看，这类便秘是由于某些致病因素使胃肠道功能减弱，肠道蠕动无力，排便困难，并往往兼有全身性虚寒证候，此时需用泻下药配温里祛寒药，以解除便秘。

第三类是停饮（也称留饮），就是水液停留在胸膈或腹部，都属实邪在里。根据现代医学观点看，属于胸腔积液、腹腔积水，需要峻下逐水、退肿。

此外，泻下药也治一般习惯性便秘和某些器官的炎症。泻下药按其作用不同，还分为攻下药、润下药和竣下逐水药等。

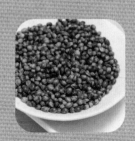

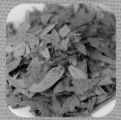

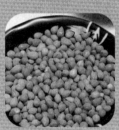

芦荟

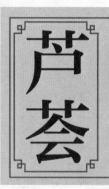

【别名】卢会、讷会、奴会、劳伟。

【来源】百合科植物库拉索芦荟 *Aloe barbadensis*、好望角芦荟 *A. ferox* 或其他同属近缘植物叶的汁液浓缩干燥物。前者习称"老芦荟"，后者习称"新芦荟"。

【产地】主产于广东、广西、福建等地。

【性味】性寒，味苦。

功效主治

泻下通便，清肝泻火，杀虫疗疳。用于热结便秘，惊痫抽搐，小儿疳积；外治癣疮。

主要成分

主要成分有大黄素苷、异芦荟大黄素苷、芦荟苷等。

性状特征

库拉索芦荟：呈不规则块状，常破裂为多角形，大小不一。表面呈暗红褐色或深褐色，无光泽。体轻，质硬，不易破碎，断面粗糙或显麻纹。富吸湿性。有特殊臭气，味极苦。

好望角芦荟：表面呈暗褐色，略显绿色，有光泽。体轻，质松，易碎，断面玻璃样而有层纹。

【选购秘诀】以气味浓、溶于水中无杂质及泥沙者为佳。

【贮藏方法】置于阴凉通风处保存。

【用法用量】2～5克，宜入丸散。外用适量，研末敷患处。

【药用价值】本品适用于习惯性便秘和热积便秘，也有轻度促进愈合的作用。以芦荟叶浆汁制成的药剂，多用于皮肤或其他组织创伤以及烧伤。此外，还具有美容、保湿、防晒的作用。

特别提示

脾胃虚寒、便血、妊娠、腹痛、痔疮、月经来潮者忌服。使用时应选择药用芦荟品种，切忌因急于求成而过量服用。

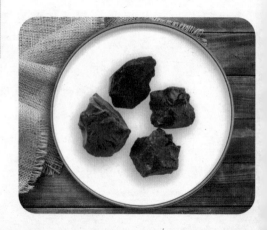

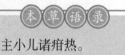

本草语录

主小儿诸疳热。

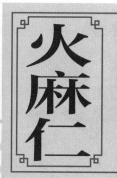

火麻仁

【别名】麻子、麻子仁、大麻子、大麻仁、白麻子、冬麻子、火麻子。

【来源】桑科植物大麻 Cannabis sativa 的干燥成熟果实。

【产地】主产于黑龙江、辽宁、吉林、四川、甘肃、云南、江苏、浙江等地。

【性味】性平，味甘。

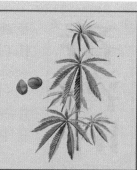

【选购秘诀】以色黄、无皮壳、饱满者佳。

【贮藏方法】置于通风处保存。

【用法用量】10 ～ 15 克。

【药用价值】火麻仁属于润滑性泻药，所含的脂肪油对肠壁和粪便起润滑作用；能软化大便，使之易于排出，作用缓和，无肠绞痛等不良反应，泻后也不会引起便秘。且本品还具有降低血压和胆固醇、防止血管硬化、提高心力储备、防止老年人便秘的作用。

特别提示

用药时一定要注意控制剂量，否则会因服用火麻仁过量而引起中毒，表现为昏迷、恶心、呕吐、烦躁不安、精神错乱等。

功效主治

润肠通便。用于血虚津亏，肠燥便秘。

主要成分

种子含胡芦巴碱、异亮氨酸甜菜碱、麻仁球朊酶、亚麻酸、亚油酸等。

性状特征

本品呈卵圆形。表面灰绿色或灰黄色，有微细的白色或棕色网纹，两边有棱，顶端略尖，基部有1圆形果梗痕。果皮薄而脆，易破碎。种皮绿色，子叶2，乳白色，富油性。气微，味淡。

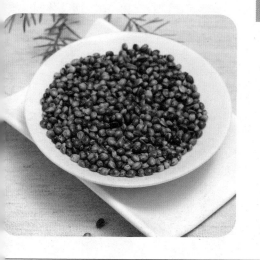

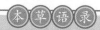

本草语录

润五脏，治大肠风热结燥及热淋。

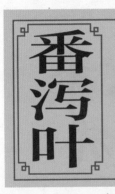

【别名】 旃那叶、泻叶。

【来源】 豆科植物狭叶番泻 *Cassia angustifolia* 或尖叶番泻 *C.acutifolia* 的干燥小叶。

【产地】 主产于热带地区。

【性味】 性寒，味甘、苦。

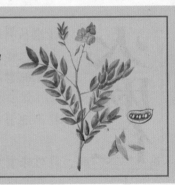

功效主治

泻热行滞，通便，利水。用于热结积滞，便秘腹痛，水肿胀满。

主要成分

主要含番泻叶苷类成分、芦荟大黄素双蒽酮苷、大黄酸葡萄糖苷、水杨酸、棕榈酸、山柰素、植物甾醇等。

性状特征

狭叶番泻：呈长卵形或卵状披针形，全缘，叶端急尖，叶基稍不对称。上表面黄绿色，下表面浅黄绿色，叶脉稍隆起，革质。气微弱而特异，味甘，稍有黏性。

尖叶番泻：呈披针形或长卵形，略卷曲，叶端尖或微凸，叶基不对称，两端均有细短毛茸。

【选购秘诀】 以叶片大、完整、色绿、梗少、无泥沙杂质者为佳。

【贮藏方法】 避光，置通风干燥处。

【用法用量】 2～6克，入煎剂宜后下，或用开水泡服。

【药用价值】 本品主要为泻下作用，有较强的刺激性，能促进肠蠕动，服后3小时可泻下数次。临床应用于热积便秘，如胃肠积热而致的便秘、食物积滞、胸腹胀满及腹水等症。本品与大黄相比，泻下力较强，起效较速，但抗菌消炎、清热消痈的作用不及大黄。本品不良反应较明显，配祛风药或理气药，可减少不良反应，有效预防便秘。

特别提示

体虚、经期、产后、哺乳期及孕妇忌服。有痔疮者亦不宜用。

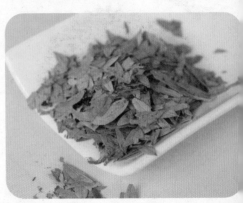

本草语录

泄热，利肠腑，通大便。

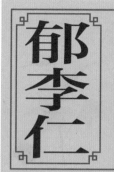

郁李仁

【别名】郁子，郁里仁，李仁肉

【来源】蔷薇科植物欧李 *Prunus humilis*、郁李 *P. japonica* 或长柄扁桃 *P. pedunculata* 的干燥成熟种子。前二种习称"小李仁"，后一种习称"大李仁"。

【产地】主产于辽宁、河北、内蒙古等地。

【性味】性平，味辛、苦、甘。

【选购秘诀】以颗粒饱满、淡黄白色、整齐不碎、不出油、无核壳者为佳。

【贮藏方法】置阴凉干燥处、防蛀。

【用法用量】内服，煎汤，3～9克；或入丸、散。

【药用价值】本品所含郁李仁苷具有强烈的泻下作用，能显著促进小肠的运动，用于治疗习惯性便秘，常配其他润肠药，如火麻仁、杏仁、柏子仁等。从郁李仁中提取的 IR-A 和 IR-B 蛋白成分有抗炎和明显的镇痛作用。所含的皂苷有祛痰的作用，有机酸有镇咳祛痰功效。郁李仁酊剂对实验动物有一定的降压作用。还可用于治疗脚气水肿，而大小便不畅者，配薏苡仁、赤茯苓、滑石等。

特别提示

阴虚液亏及孕妇慎服。

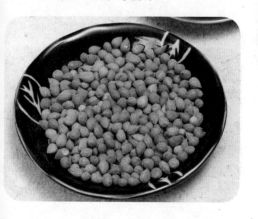

功效主治

润肠通便，下气利水。用于津枯肠燥，食积气滞，腹胀便秘，水肿，脚气，小便不利。

主要成分

主含苦杏仁苷、脂肪油、氢氰酸，主要的致泻成分为郁李仁苷、脂肪油及挥发性有机酸等。

性状特征

小李仁：呈卵形，长5～8毫米，直径3～5毫米。表面黄白色或浅棕色，一端尖，另端钝圆。尖端一侧有线形种脐，圆端中央有深色合点，自合点处向上具多条纵向维管束脉纹。种皮薄，子叶2，乳白色，富油性。气微，味微苦。

大李仁：长6～10毫米，直径5～7毫米。表面黄棕色。

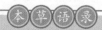

本草语录

治大腹水肿，面目四肢浮肿，利小便水道。

大黄

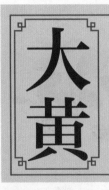

【别名】黄良、火参、肤如、锦纹大黄、川军。

【来源】为蓼科植物掌叶大黄 *Rheum palmatum*、唐古特大黄 *R. tanguticum* 或药用大黄 *R. officinale.* 的干燥根和根茎。

【产地】主产于青海、甘肃、西藏、湖北、四川、云南、贵州等地。

【性味】性寒，味苦。

功效主治

泻下攻积，清热泻火，凉血解毒，逐瘀通经，利湿退黄。用于实热积滞便秘，血热吐衄，目赤咽肿，痈肿疔疮，肠痈腹痛，瘀血经闭，产后瘀阻，跌打损伤，湿热痢疾，黄疸尿赤，淋证，水肿；外治烧烫伤。

主要成分

其主要的泻下成分为结合性大黄酸蒽酮、番泻苷 A 等，其中番泻苷 A 为主要有效成分。此外，尚含鞣质。

性状特征

本品呈类圆柱形、圆锥形、卵圆形或不规则块状，长3~17厘米，直径3~10厘米。除尽外皮者表面黄棕色至红棕色，有的可见类白色网状纹理及星点（异型维管束）散在，残留的外皮棕褐色，多具绳孔及粗皱纹。质坚实，有的中心稍松软，断面淡红棕色或黄棕色，显颗粒性；根茎髓部宽广，有星点环列或散在；根木部发达，具放射状纹理，形成层环明显，无星点。气清香，味苦而微涩，嚼之粘牙，有沙粒感。

【选购秘诀】外表黄棕色、锦纹及星点明显、体重、质坚实、有油性、气清香、味苦而不涩、嚼之发黏者为佳。

【贮藏方法】置阴凉干燥处、防蛀。

【用法用量】3~15克；用于泻下不宜久煎。外用适量，研末敷于患处。

【药用价值】本品具有很强的抗菌作用，其有效成分为蒽醌衍生物，对痢疾杆菌、伤寒杆菌、大肠杆菌、白喉杆菌、炭疽杆菌及皮肤真菌等均有抗菌作用。本品因含鞣质及没食子酸等，又具收敛作用，故大剂量使用时先泻后便秘。此外，对于治疗神经性皮炎、脂溢性皮炎、过敏性皮炎等有较好的疗效。

特别提示

凡血虚气弱，脾胃虚寒，无实热、积滞、瘀结，孕妇及哺乳期慎服。炮制品尚有制大黄、酒大黄、大黄炭。

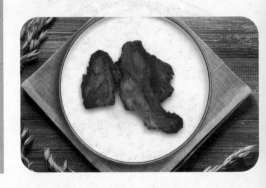

所谓利水渗湿，主要是使小便通畅，尿量增加，从而消除水肿和使湿和热（毒素）从小便中解除。药理作用主要是利尿。因此，利水渗湿药大体上也可称为利尿药（但不完全等于利尿药）。本篇中所指的湿，包括两个方面的含义：

一指有形的水分在体内潴留，又分为水肿和痰饮。

水肿：凡属里证，肿在腰以下，尤其下肢肿胀明显者，适宜用利水渗湿药以利尿消肿。

痰饮："痰"指稠浊的液体，"饮"指清稀的液体。"痰饮"是由于病理原因而积留在呼吸道、消化道和体腔内的液体，包括分泌物、渗出液和通过饮食摄入的液体。例如因支气管扩张、某些类型的慢性支气管炎，有大量的痰液积存在呼吸道；因胃炎、胃扩张等引起的水分或分泌物在胃内积留；再如，体腔内的异常积液（胸部、腹部）等，都属于痰饮，可适当配合使用利水渗湿药来治疗。

二指"湿"与"热"相结合而成的各种"温热证"：淋浊（泌尿系统感染、结石）、湿温（肠伤寒、乙型脑炎）、发黄（黄疸）、疮疹等，也适宜用利水渗湿药治疗。

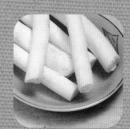

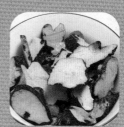

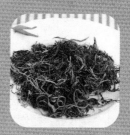

第十四章 利水渗湿篇

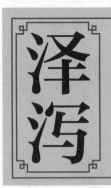

泽泻

【别名】水泻、芒芋、泽芝、及泻、天鹅蛋。

【来源】泽泻科植物东方泽泻 *Alisma orientale* 或泽泻 *A.plantago-aquatica* 的干燥块茎。

【产地】主产于福建、四川、江西，贵州、云南等地亦产。

【性味】性寒，味甘、淡。

功效主治

利水渗湿，泄热，化浊降脂。用于小便不利，水肿胀满，泄泻尿少，痰饮眩晕，热淋涩痛，高脂血症。

主要成分

含多种四环三萜酮醇衍生物，包括泽泻醇A、B、C及其乙酸酯、环氧泽泻烯等，此外还含有挥发油、胆碱、卵磷脂、脂肪酸、树脂、蛋白质和多量淀粉。

性状特征

本品药材呈类球形、椭圆形或卵圆形。饮片呈圆形或椭圆形厚片。外表皮淡黄色至淡黄棕色，可见细小突起的须根痕。切面黄白色至淡黄色，粉性，有多数细孔。气微，味微苦。

【选购秘诀】以个大、质坚、色黄白、粉性足者为佳。

【贮藏方法】置干燥处、防蛀。

【用法用量】内服，煎汤，6～9克；或入丸、散。

【药用价值】泽泻既可以用作降脂药，也可以用作抗肾小管间质纤维化药；其醇提物、水提物均有良好的降血脂作用，具有保肝作用，临床上还经常用于脂肪肝和酒精肝等，另尚有改善葡萄糖耐受及抗肿瘤作用。利水作用较茯苓强，性寒能泄肾与膀胱之热，尤适宜泄下焦湿热，常于猪苓、茯苓、薏苡仁等同用。治痰饮水湿所致的眩晕，配白术，组成泽泻汤。

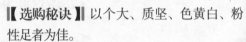

特别提示

肾虚精滑者忌服。

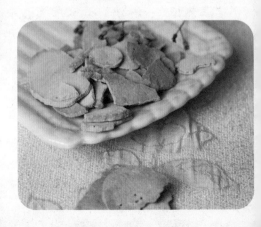

本草语录

治风寒湿痹，乳难，消水，养五脏，益气力，肥健。

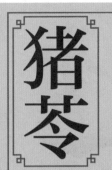

猪苓

【别名】豕零、地乌桃、野猪食、猪屎苓。

【来源】多孔菌科真菌猪苓 *Polyporus umbellatus* 的干燥菌核。

【产地】主产于陕西、云南省，河南、甘肃、山西、吉林、四川等省亦产。

【性味】性平，味甘、淡。

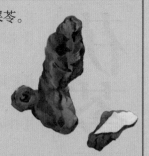

【选购秘诀】以个大、外皮黑褐色光亮、肉色粉白、体较重者为佳。

【贮藏方法】置通风干燥处。

【用法用量】内服，煎汤，6～12克；或入丸、散。

【药用价值】利尿作用显著，比茯苓、木通等更强。临床上应用于治疗水肿，其药性比茯苓稍凉一些，故适用于水肿而稍偏热的患者。如肾炎水肿而有热者，可配伍茯苓、泽泻、滑石、阿胶组成猪苓汤。此外，本品还有抗菌作用。猪苓多糖具有抗肿瘤作用，且能促进细胞免疫功能的恢复。

特别提示

无水湿者忌服。

功效主治

利尿渗湿。治小便不利，水肿胀满，脚气，泄泻，淋浊，带下。

主要成分

含水溶性多聚糖化合物猪苓聚糖I、麦角甾醇、维生素H、粗蛋白等。

性状特征

饮片呈类圆形或不规则的厚片。外表皮黑色或棕黑色，皱缩。切面类白色或黄白色，略呈颗粒状。气微，味淡。

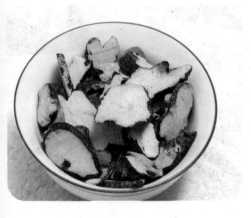

本草语录

治痎疟，解毒，蛊疰不祥，利水道。

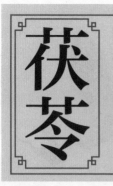

茯苓

【别名】茯菟、茯灵、松薯、松苓。

【来源】多孔菌科真菌茯苓 *Poria cocos*（*Schw.*）*Wolf* 的干燥菌核。

【产地】主产于安徽、湖北、河南、云南、贵州、四川等地。

【性味】性平，味甘、淡。

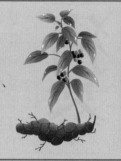

功效主治

利水渗湿，健脾，宁心。用于水肿尿少，痰饮眩悸，脾虚食少，便溏泄泻，心神不安，惊悸失眠。

主要成分

菌核含β-茯苓聚糖约占干重93%和三萜类化合物乙酰茯苓酸、茯苓酸、卵磷脂、葡萄糖、腺嘌呤、组氨酸、胆碱、β-茯苓聚糖分解酶、脂肪酶、蛋白酶等。

性状特征

茯苓个：呈类球形、椭圆形、扁圆形或不规则团块，大小不一。外皮薄而粗糙，棕褐色至黑褐色，有明显的皱缩纹理。体重，质坚实，断面颗粒性，有的具裂隙，外层淡棕色，内部白色，少数淡红色，有的中间抱有松根。气微，味淡，嚼之粘牙。

茯苓块：为去皮后切制的茯苓，呈立方块状或方块状厚片，大小不一。白色、淡红色或淡棕色。

茯苓片：为去皮后切制的茯苓，呈不规则厚片，厚薄不一。白色、淡红色或淡棕色。

【选购秘诀】以体重质坚实、外皮色棕褐、皮纹细、无裂隙、断面白色细腻、粘牙力强者为佳。

【贮藏方法】置于通风干燥处、防潮。

【用法用量】内服，煎汤，9～15克；或入丸、散。

【药用价值】临床上，茯苓主要用于健脾和治疗水肿、痰饮。实验证明，本品有利尿作用，但力不及木通、猪苓。茯苓的乙醇提取物体外能杀死钩端螺旋体，有较好的抗菌作用。中医认为，茯苓有补性，能健脾补中。此外，本品还具有镇静作用，可镇静安神。

特别提示

虚寒精滑或气虚下陷者忌服。

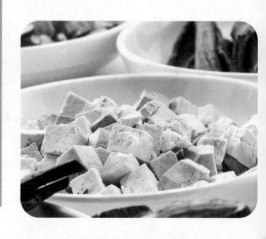

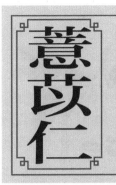

薏苡仁

【别名】薏米、米仁、薏仁、催生子。

【来源】禾本科植物薏米 *Coix lacryma-jobi ma-yuen* 的干燥成熟种仁。

【产地】我国大部分地区均产，主产于福建、河北、辽宁。

【性味】性凉，味甘、淡。

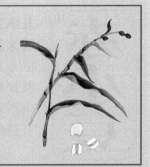

【选购秘诀】以粒大、饱满、色白、完整者为佳。

【贮藏方法】置通风干燥处、防蛀。

【用法用量】本品可煮粥、做饭、制作点心，亦可酿酒，9～30克。

【药用价值】薏苡仁具有利水渗湿、健脾止泻、除痹、排脓等功效，常作为久病体虚及病后恢复期的老人、儿童的药用食物。此外，本品还具有美容的功效。薏苡仁可以治疗泄泻、湿痹、水肿、肠痈、肺痈、淋浊等。

特 别提示

脾虚便难及妊娠妇女慎服。本品力缓，宜多服久服，除治腹泻用炒薏苡仁外，其他均用生薏苡仁入药。

功效主治

利水渗湿，健脾止泻，除痹，排脓，解毒散结。用于水肿，脚气，小便不利，脾虚泄泻，湿痹拘挛，肺痈，肠痈，赘疣，癌肿。

主要成分

含薏苡仁酯，另含碳水化合物、脂肪、蛋白，以及甾体化合物、氨基酸等。

性状特征

本品呈宽卵形或长椭圆形，长4～8毫米，宽3～6毫米。表面乳白色，光滑，偶有残存的黄褐色种皮；一端钝圆，另端较宽而微凹，有一淡棕色点状种脐；背面圆凸，腹面有1条较宽而深的纵沟。质坚实，断面白色，粉性。气微，味微甜。

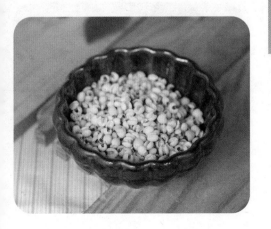

本 草 语 录

治筋急拘挛，不可屈伸，风湿痹，下气。

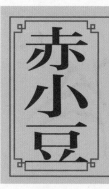

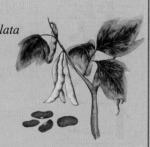

赤小豆

【别名】红小豆、朱赤豆、朱小豆。

【来源】豆科植物赤小豆 *Vigna umbellata* 或赤豆 *V. angularis* 的干燥成熟种子。

【产地】全国大部分地区均产。主产于广东、广西、江西等地。

【性味】性平，味甘、酸。

功效主治

利水消肿，解毒排脓。用于水肿胀满，脚气浮肿，黄疸尿赤，风湿热痹，痈肿疮毒，肠痈腹痛。

主要成分

儿茶素、表儿茶素、3-羟甲基呋喃葡萄糖苷、二氢槲皮素、槲皮素、没食子酸乙酯等。

性状特征

赤小豆：呈长圆形而稍扁，长5～8毫米，直径3～5毫米。表面紫红色，无光泽或微有光泽；一侧有线形突起的种脐，偏向一端，白色，约为全长2/3，中间凹陷成纵沟；另侧有1条不明显的棱脊。质硬，不易破碎。子叶2，乳白色。气微，味微甘。

赤豆：呈短圆柱形，两端较平截或钝圆，直径4～6毫米。表面暗棕红色，有光泽，种脐不突起。

【选购秘诀】以身干，颗粒饱满，色赤红发暗者为佳。

【贮藏方法】置于通风处保存。

【用法用量】内服，煎汤，9～30克；或入散剂。外用，生研调敷。

【药用价值】临床上常用于治疗急性肾炎、肝硬化腹腔积液、水痘、腮腺炎、炎性外痔、皮肤病等疾病，还有抗氧化和雌激素样等多种作用。赤小豆薏苡仁汤具有利水消肿的作用，但虚寒者慎用。

特 别提示

性逐津液，久食令人枯燥。

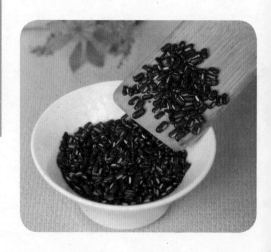

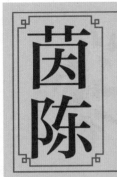

【别名】绵茵陈、白蒿、绒蒿、松毛艾。
【来源】菊科植物滨蒿 *Artemisia scoparia* 或茵陈蒿 *A.capillaris* 的干燥地上部分。春季采收的习称"绵茵陈"，秋季采割的称"花茵陈"。
【产地】全国各地均有。
【性味】性微寒，味辛、苦。

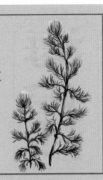

【选购秘诀】以质嫩、绵软、灰绿色、香气浓者为佳。

【贮藏方法】置阴凉干燥处、防潮。

【用法用量】内服，煎汤，6～15克。外用适量，煎、熏洗。

【药用价值】茵陈蒿具有显著的利胆作用，可松弛胆道和括约肌，加速胆汁排泄。在增加胆汁分泌的同时，可保护肝细胞膜，与栀子、黄柏、大黄同用可治疗身目发黄、小便短赤之阳黄证，如茵陈蒿汤。可与黄柏、苦参、蛇床子、地肤子等同用，煎汤外洗，可治疗湿疮瘙痒。

特别提示

蓄血发黄及血虚萎黄者慎用。

功效主治

清利湿热，利胆退黄。用于黄疸尿少，湿温暑湿，湿疮瘙痒。

主要成分

含香豆素类及挥发油，油中主要为α-蒎烯、茵陈烯炔、茵陈醇、茵陈色原酮、氯原酸等。

性状特征

绵茵陈：多卷曲成团状，灰白色或灰绿色，全体密被白色茸毛，绵软如绒。茎细小，除去表面白色茸毛后可见明显纵纹；质脆，易折断。叶具柄；展平后叶片呈一至三回羽状分裂，小裂片卵形或稍呈倒披针形、条形，先端锐尖。气清香，味微苦。

花茵陈：茎呈圆柱形，多分枝，表面淡紫色或紫色，有纵条纹，被短柔毛；体轻，质脆，断面类白色。下部叶二至三回羽状深裂，裂片条形或细条形，两面密被白色柔毛；茎生叶一至二回羽状全裂，基部抱茎，裂片细丝状。头状花序卵形，多数集成圆锥状，长1.2～1.5毫米，直径1～1.2毫米，瘦果长圆形，黄棕色。气芳香，味微苦。

本草语录

治风湿寒热邪气，热结、黄疸。

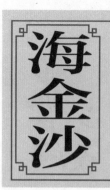

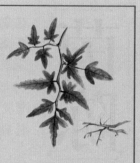

海金沙

【别名】铁线藤、左转藤。

【来源】海金沙科植物海金沙 *Lygodium japonicum* 的干燥成熟孢子。

【产地】主产于广东、浙江、湖南、湖北、江苏等地。

【性味】性寒，味甘、咸。

功效主治

清利湿热，通淋止痛。用于热淋，石淋，血淋，膏淋，尿道涩痛。

主要成分

孢子含海金沙素、棕榈酸、油酸、亚油酸和脂肪油。

性状特征

本品呈粉末状，棕黄色或浅棕黄色。体轻，手捻有光滑感，置手中易由指缝滑落。气微，味淡。撒在水中则浮于水面，加热则逐渐往下沉。置火中易燃烧发出爆鸣声且有闪光，无灰渣残留。

【选购秘诀】以干燥、黄棕色、质轻光滑、能浮于水、无泥沙杂质、引燃时爆响者为佳。

【贮藏方法】置于通风处保存。

【用法用量】内服，煎汤，6～15克。宜包煎。

【药用价值】用于治疗各种淋症，功专利尿、通淋、止痛。治热淋急痛，可海金沙为末，甘草汤送服；治血淋，配牛膝、琥珀等；治石淋，配鸡内金、滑石、金钱草等；治膏淋，配萆薢、滑石等。还能治湿热肿满，可与泽泻、猪苓、防己、木通等配伍，加强利尿消肿的作用。

特别提示

由于肾水真阴不足致小便不利及诸淋者勿服。肾脏真阳不足者忌用。

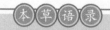

本草语录

治湿热肿满，小便热淋、膏淋、血淋、石淋茎痛，解热毒气。

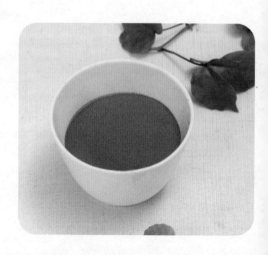

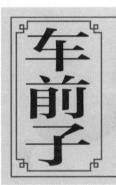

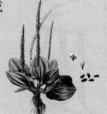

车前子

【别名】车前实、虾蟆衣子、猪耳朵穗子、凤眼前仁。

【来源】车前科植物车前 *Plantago asiatica* 或平车前 *P. depressa* 的干燥成熟种子。

【产地】全国大部分地区均产。

【性味】性寒，味甘。

【选购秘诀】以粒大、表面黄棕色、气微、味淡的为佳。

【贮藏方法】置通风干燥处、防潮。

【用法用量】内服，煎汤，4.5～9克；或入丸、散。外用，煎水洗或研末撒。

【药用价值】适用于小便湿热下注致小便涩痛者，配伍木通、滑石、萹蓄等。与白术、茯苓、泽泻等同用可用于暑湿泄泻。与决明子、菊花配伍可治目赤涩痛；若肝阴亏虚可配伍熟地黄、菟丝子等。与枇杷叶同用可治疗痰热咳嗽。此外，还能治疗高血压，本品煎汤代茶饮。

特别提示

凡内伤劳倦，阳气下陷，肾虚精滑及内无湿热者慎服。

功效主治

清热、利尿、通淋，渗湿止泻，明目，祛痰。用于热淋涩痛，水肿胀满，暑湿泄泻，目赤肿痛，痰热咳嗽。

主要成分

含多量黏液质、二氢黄酮苷，并含车前子碱、胆碱、腺嘌呤、琥珀酸、树脂等。

性状特征

本品呈椭圆形、不规则长圆形或三角状长圆形，略扁，长约2毫米，宽约1毫米。表面黄棕色至黑褐色，有细皱纹，一面有灰白色凹点状种脐。质硬。气微，味淡。嚼之带黏液性，遇水则黏滑而膨胀。

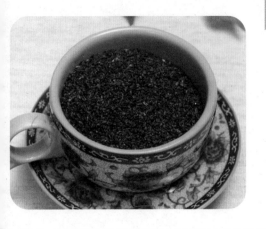

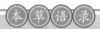

本草语录

治气癃、止痛，利水道小便，除湿痹。

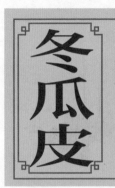

冬瓜皮

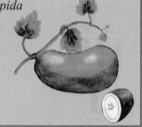

【别名】白瓜皮、白东瓜皮。

【来源】葫芦科植物冬瓜 *Benincasa hispida* 的干燥外层果皮。

【产地】全国大部地区均产。

【性味】性凉，味甘。

功效主治

利尿消肿。用于水肿胀满，小便不利，暑热口渴，小便短赤。

主要成分

含多糖、多酚、色素等多种成分。

性状特征

本品为不规则的碎片，常向内卷曲，大小不一。外表面灰绿色或黄白色，被有白霜，有的较光滑不被白霜；内表面较粗糙，有的可见筋脉状维管束。体轻，质脆。气微，味淡。

【选购秘诀】以皮薄、条长、色灰绿、有粉霜，干燥、洁净者为佳。

【贮藏方法】置干燥处保存。

【用法用量】常用量为 9～30 克。

【药用价值】冬瓜果皮新鲜提取物具有较强的抗氧化和抑制血管紧张素转换酶的能力，可能对心血管疾病和癌症有预防作用。冬瓜皮 30 克煎汤内服和外洗可治疗急性荨麻疹。此外，具有降低血清和肝脏甘油三酯含量，以及降低空腹血糖并改善糖耐量的作用。临床上常配合治疗急慢性肾小球肾炎、急性肝炎、肝硬化腹水等。

特别提示

因营养不良而致虚肿者慎用。

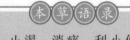

本草语录

止渴，消痰，利小便。治中风。

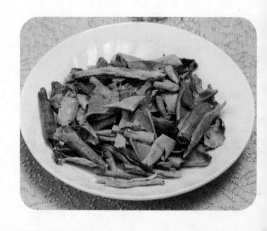

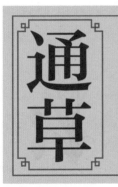

通草

【别名】大通塔、方通。

【来源】五加科植物通脱木 *Tetrapanax papyrifer* 的干燥茎髓。

【产地】主产于贵州、云南、台湾、广西、四川等地。

【性味】性微寒，味甘、淡。

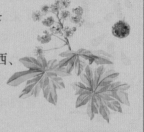

【选购秘诀】以色洁白、心空、有弹性者为佳。

【贮藏方法】置于干燥处保存。

【用法用量】内服，煎汤，1.5 ~ 4.5 克；或入丸、散。外用，研末，绵裹塞鼻。

【药用价值】通草具有一定的抗氧化及抗炎解热的作用，还有利尿、改善微循环、增强机体抗病能力等功效。临床上常用于湿热小便不利，淋沥涩痛，配伍滑石、竹叶、白茅根等。用于产后乳汁不通或不下，常配伍猪蹄、穿山甲、川芎等，如通乳汤。

特别提示

气阴两虚，内无湿热及孕妇慎服。还有一种药材名为小通草，来源不同，但功效类似。

功效主治

清热利尿，通气下乳。用于湿热淋证，水肿尿少，乳汁不下。

主要成分

含肌醇，并含聚戊糖、多聚甲基戊糖，以及阿拉伯糖、果糖、乳糖、果胶、半乳糖醛酸等。

性状特征

本品呈圆柱形，长 20 ~ 40 厘米，直径 1 ~ 2.5 厘米。表面白色或淡黄色，有浅纵沟纹。体轻，质松软，稍有弹性，易折断，断面平坦，显银白色光泽，中部有直径 0.3 ~ 1.5 厘米的空心或半透明的薄膜，纵剖面呈梯状排列，实心者少见。气微，味淡。

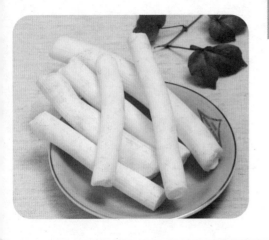

本草语录

明目，退热，催生，下胞，下乳。

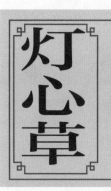

灯心草

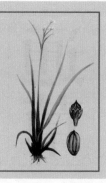

【别名】虎须草、灯草、洋牌洞、老虎须。

【来源】灯心草科植物灯心草 *Juncus effusus* 的干燥茎髓。

【产地】主产于江苏、四川、云南、贵州等地。

【性味】性微寒，味甘、淡。

功效主治

清心火，利小便。用于心烦失眠，尿少涩痛，口舌生疮。灯心炭外用于咽痹，乳蛾，阴疳。

主要成分

含纤维、脂肪油、蛋白质等。

性状特征

干燥的茎髓，呈细长圆柱形，表面乳白色至淡黄白色，粗糙，有细纵沟纹。用放大镜观察，可见表面有许多丝状物，相互交织成网，最外多呈短毛状。质轻软如海绵状，略有弹性，易折断，断面不平坦，白色。气微，味淡。

【选购秘诀】以色白、条长、粗细均匀、有弹性者为佳。

【贮藏方法】置干燥处。

【用法用量】内服，煎汤，1～3克；或入丸、散。外用，煅存性，研末撒或吹喉。

【药用价值】灯芯草含有纤维、脂肪油、蛋白质、多聚糖，具有抗氧化和抗微生物的作用。临床主要用于清心火，但力量较单薄，只适宜清浅者，或辅助其他清热利尿药用。小儿因心热而烦躁、夜啼，可用灯芯草一扎，水煎服。此外，灯芯草烧灰吹喉，可治疗喉痹。也可做枕芯制成枕头用。

特别提示

气虚小便不禁者忌服。

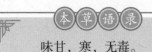

本草语录

味甘，寒，无毒。

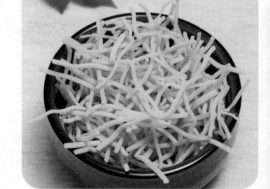

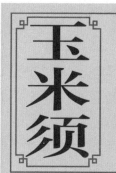

【别名】玉麦须、玉蜀黍蕊、棒子毛。

【来源】禾本科植物玉蜀黍 *Zea mays* 的花柱和柱头。

【产地】全国各地均产。

【性味】性平，味甘。

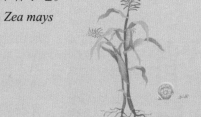

【选购秘诀】以色棕、质轻、气微香、味微涩者为佳。

【贮藏方法】阴凉干燥处。

【用法用量】内服：煎汤，15～30克。

【药用价值】玉米须对人或家兔均有利尿作用，可增加氯化物排出量，但作用较弱。利尿作用主要是肾外性的，对肾脏的作用很弱。它还能加速血液凝固过程。还有降血压、降血糖、降血脂、保肝利胆、利尿排石的作用。水肿，小便短赤、淋痛可配伍冬瓜皮、赤小豆、车前草等。还可单味煎服治疗黄疸（阴黄、阳黄均可用）。

特 别提示

煮食去须，不作药用时勿服。

功效主治

利水消肿，降血压。用于肾炎水肿，肝硬化腹水，糖尿病，高血压病。

主要成分

含多糖、黄酮、有机酸、皂苷、甾醇类化合物、微量元素、羟烷类物质等。

性状特征

呈线状，常集结成团。花柱长可达30厘米，淡黄色至红棕色，又光泽；柱头短，2裂。质柔软。气微，味微甜。

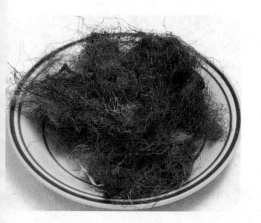

本草语录

宽肠下气。治妇人乳结，乳汁不通，红肿疼痛，怕冷发热，头痛体困。

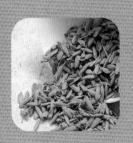

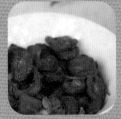

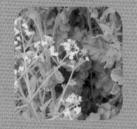

第十五章 消导篇

消导药主要用于开胃消食、导行积滞，凡由于消化功能减退而引起的消化不良、食欲不振、饮食积滞者，均可酌情应用。消导药辛散行滞、甘平和中，具有促进胃液分泌、胃肠蠕动和消化食物的作用，故能开胃消滞而治消化不良。此外，部分消导药还具有降气消痰、止咳平喘、活血化瘀、回乳消胀、行气散结、固精止遗等作用。

应用消导药时，要注意以下几点：

第一，食滞常是气滞和气虚的表现之一，治疗食滞时，消导药常与理气药、补气药同用。

第二，食滞有热滞和寒滞之分，热滞表现为口臭嗳腐、脘腹满闷、喜寒恶热、舌苔黄腻、脉滑有力，多见于外感或内热有关的消化不良，治疗宜配合温中和胃之品。

第三，肠内积滞情况较重者，往往要配合泻下药，才能清泻积滞。

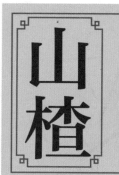

【别名】映山红果、酸查。
【来源】蔷薇科植物山里红 *Crataegus pinnatifida major* 或山楂 *C. pinnatifida* 的干燥成熟果实。
【产地】主产于山东、河北、河南。
【性味】性微温，味酸、甘。

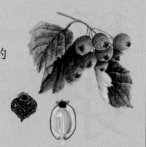

【选购秘诀】北山楂以个大、皮红、肉厚者为佳。

【贮藏方法】置通风干燥处、防蛀。

【用法用量】煎服 10 ~ 15 克，大剂量 30 克。生山楂用于消食散瘀，焦山楂用于止泻止痢。

【药用价值】山楂能刺激胃中消化酶的分泌，入胃后能增强酶的作用，促进肉类消化，又有收敛作用，对痢疾杆菌有较强的抑制作用。并有降血压、强心、扩张血管以及降低胆固醇的作用，适用于动脉硬化性高血压，又能收缩子宫，治产后腹痛。所含脂肪酶可促进脂肪分解。所含多种有机酸能提高蛋白酶的活性，使肉食易被消化。

特别提示

脾胃虚弱者慎服。

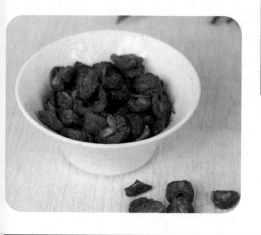

功效主治

消食健胃，行气散瘀，化浊降脂。用于肉食积滞，胃脘胀满，泻痢腹痛，瘀血经闭，产后瘀阻，心腹刺痛，胸痹心痛，疝气疼痛，高脂血症。焦山楂消食导滞作用增强。用于肉食积滞，泻痢不爽。

主要成分

含熊果酸、酒石酸、柠檬酸、黄酮类、内脂、糖类、皂苷类鞣质等。

性状特征

本品为圆形片，皱缩不平，直径 1 ~ 2.5 厘米，厚 0.2 ~ 0.4 厘米。外皮红色，具皱纹，有灰白色小斑点。果肉深黄色至浅棕色。中部横切片具 5 粒浅黄色果核，但核多脱落而中空。有的片上可见短而细的果梗或花萼残迹。气微清香，味酸、微甜。

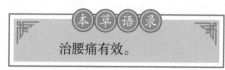

本草语录

治腰痛有效。

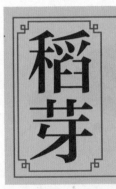

稻芽

【别名】蘖米、谷蘖、稻蘖、稻芽。
【来源】禾本科植物稻 *Oryza sativa* 的成熟果实经发芽干燥的炮制加工品。
【产地】全国各地均产。
【性味】性温，味甘。

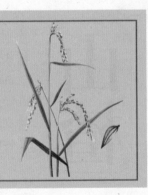

功效主治

消食和中，健脾开胃。用于食积不消，腹胀口臭，脾胃虚弱，不饥食少。炒稻芽偏于消食。用于不饥食少。焦稻芽善化积滞。用于积滞不消。

主要成分

含淀粉、蛋白质、脂肪、淀粉酶及维生素等。

性状特征

本品呈扁长椭圆形，两端略尖，长7～9毫米，直径约3毫米。外稃黄色，有白色细茸毛，具5脉。一端有2枚对称的白色条形浆片，长2～3毫米，于一个浆片内侧伸出弯曲的须根1～3条，长0.5～1.2厘米。质硬，断面白色，粉性。气微，味淡。

【选购秘诀】以粒饱满、均匀、色黄、无杂质者为佳。
【贮藏方法】置通风干燥处。
【用法用量】9～15克。
【药用价值】本品有促进消化、增进食欲的作用。其酶含量较麦芽低，消化淀粉之力不及麦芽。煎煮及炒稻芽会降低其消食能力。临床上用于治疗食滞胀满、食欲不振，一般多与麦芽同用，也可单用，小儿外感风滞有呕吐、发热者，配解表药和清热化湿药。与茯苓、芡实、建曲、山楂、扁豆、泽泻、甘草配伍，可治疗脾胃虚弱泄泻。此外，还可治疗脚气浮肿。

特别提示

胃下垂者不宜使用。

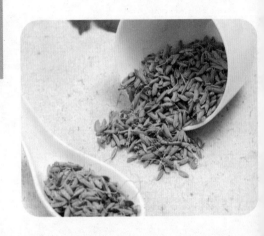

本草语录

味苦，无毒。

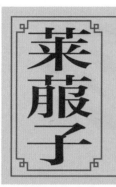
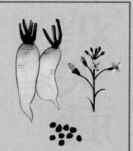

莱菔子

【别名】萝卜子。

【来源】十字花科植物萝卜 Raphanus sativus 的干燥成熟种子。

【产地】全国各地均产。

【性味】性平，味甘、辛。

【选购秘诀】以粒大、饱满、油性大者为佳。

【贮藏方法】置干燥处保存。

【用法用量】内服，煎汤，5～12克；或入丸、散。外用，研末调敷。

【药用价值】本品具有祛痰、消食、除胀、利大小便的作用；还能顺气开郁、消胀除满、化痰除风、散邪发汗。其水提物对葡萄球菌和大肠杆菌等有显著的抑制作用，水浸剂对同心性毛癣菌、许兰氏黄癣菌、奥杜盎氏小孢子菌、铁锈色小芽孢癣菌、羊毛状小芽孢癣菌及星形奴卡氏菌也有不同程度的抑制作用。此外，本品还具有降压的作用。

特别提示

气虚者慎服。

功效主治

消食除胀，降气化痰。用于饮食停滞，脘腹胀痛，大便秘结，积滞泻痢，痰壅喘咳。

主要成分

种子含脂肪油、挥发油。挥发油内有甲硫醇等。脂肪油中含多量芥酸、亚油酸、亚麻酸以及芥子酸甘油酯等。尚含有抗菌物质莱菔素。

性状特征

本品呈类卵圆形或椭圆形，稍扁，长2.5～4毫米，宽2～3毫米。表面黄棕色、红棕色或灰棕色。一端有深棕色圆形种脐，一侧有数条纵沟。种皮薄而脆，子叶2，黄白色，有油性。气微，味淡、微苦辛。

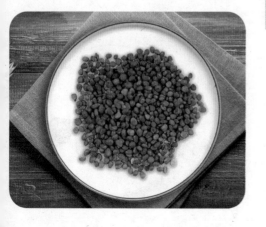

本草语录

研汁服，吐风痰；同醋研，消肿毒。

鸡矢藤

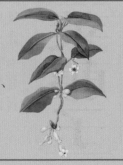

【别名】皆治藤、臭藤根、清风藤。

【来源】茜草科植物鸡矢藤 *Paederia Scandens* 的全草。

【产地】主产于山东、安徽、江苏、浙江、江西、福建、台湾、广东、广西、湖北、湖南等地。

【性味】性平，味甘、涩。

功效主治

除湿，消食，止痛，解毒。用于消化不良，胆绞痛，脘腹疼痛。外治湿疹，疮疡肿痛。

主要成分

含黄酮、环烯醚萜类、挥发油等。

性状特征

茎呈扁圆柱形，稍扭曲，栓皮常脱落，有纵皱纹及叶柄断痕，易折断。嫩茎黑褐色，质韧，灰白色或浅绿色。叶对生，多皱缩或破碎，圆形或浅心形，全缘，绿褐色。两面被毛或仅下面被毛，主脉明显。气特异，味甘、涩。

【选购秘诀】以条匀、叶多、气浓者为佳。

【贮藏方法】置阴凉干燥处。

【用法用量】内服，煎汤，15～25克；或浸酒。外用，适量，煎水洗或捣敷。

【药用价值】本品常用于小儿瘦弱，脾弱气虚，食积疳积，能补虚劳，调理脾胃元气，治病后虚肿、耳鸣。鸡矢藤能保护胃肠道，抑制胃肠道的病变和炎性作用。具有抗炎镇痛的效果，能降低尿酸和糖尿病病变引起的周围神经痛，还能有效降低高血脂，临床上常用于小儿疳积的治疗。常将鸡矢藤叶与米粉擂烂，加糖煮食，可健脾止痢。

特别提示

鸡矢藤新鲜时鸡屎臭比较明显，干燥后几乎消失。

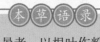

本草语录

中暑者，以根叶作粉食之。

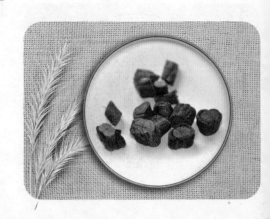

驱虫药主要用于驱除肠道寄生虫。中药驱虫药的特点是，药力虽不及西药驱虫药强，但毒性和不良反应都比较小，奏效虽不及西药驱虫药快，但药效尚持久。部分中药驱虫药兼能健胃，作用较全面，用药时兼顾患者体质和原有的其他疾病，通过适当配伍，体质虚弱者也可使用。

中药驱虫药中，用途较广、能对抗多种寄生虫的有槟榔。在选择药物时，驱蛔虫首选使君子和苦楝皮，驱钩虫首选贯众，驱绦虫首选南瓜子，其次是槟榔。

配伍方面，由于肠寄生虫病患者常有消化不良、腹胀痛症状，故使用驱虫药时，常随证配伍消导药，如山楂之类，使肠中积滞消除；或配伍理气活血药，如枳实、当归之类，以减轻气胀和腹痛；为加强驱虫效果，有些驱虫药还需要配伍泻下药，如大黄、火麻仁之类，使虫体和虫卵易于排出。久患寄生虫病而致气血虚弱者，根据需要酌加补气、补血药。

第十六章

驱虫篇

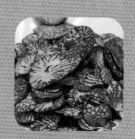

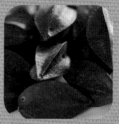

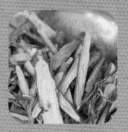

槟榔

【别名】宾门、白槟榔、马金南、青仔、槟榔玉、榔玉。

【来源】棕榈科植物槟榔 *Areca catechu* 的干燥成熟种子。

【产地】主产于广东、云南、台湾、广西、福建。

【性味】性温，味苦、辛。

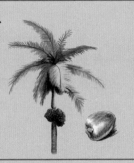

功效主治

杀虫，消积，行气，利水，截疟。用于绦虫病，蛔虫病，姜片虫病，虫积腹痛，积滞泻痢，里急后重，水肿脚气，疟疾。

主要成分

槟榔含生物碱、缩合鞣质、脂肪及槟榔红色素。槟榔内胚乳含儿茶精、花白素及其聚合物。

性状特征

本品呈扁球形或圆锥形，高 1.5～3.5 厘米，底部直径 1.5～3 厘米。表面淡黄棕色或淡红棕色，具稍凹下的网状沟纹，底部中心有一圆形凹陷的珠孔，其旁有明显瘢痕状种脐。质坚硬，不易破碎，断面可见棕色种皮与白色胚乳相间的大理石样花纹。气微，味涩、微苦。

【选购秘诀】以果大体重、坚实、断面颜色鲜艳、不破裂者为佳。

【贮藏方法】置通风干燥处、防蛀。

【用法用量】内服煎汤 3～10 克；驱绦虫、姜片虫 30～60 克。

【药用价值】槟榔碱是有效的驱虫成分，对绦虫有较强的致其瘫痪的作用。槟榔碱对蛔虫可使蛔虫中毒而对钩虫则无影响。可用于多种肠道寄生虫病，治疗绦虫，可配伍南瓜子；治疗蛔虫、蛲虫可配伍使君子、苦楝皮；治疗姜片虫可配伍乌梅、甘草。治疗食积气滞、腹胀便秘及泻痢后重可配伍木香、大黄、青皮等，如木香槟郎丸。此外，本品还能用于治疗疟疾。

特别提示

服用过量槟榔碱会引起流涎、呕吐、利尿、昏睡及惊厥。气虚下陷者慎服。

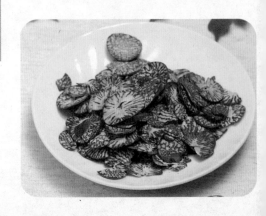

本草语录

消谷逐水，除痰澼，杀三虫、伏尸、寸白。

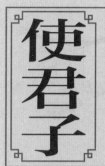

使君子

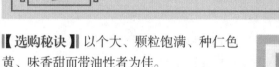

【别名】留求子、五棱子、冬均子、病柑子。

【来源】使君子科植物使君子 *Quisqualis indica* 的干燥成熟果实。

【产地】主产于四川、广东、广西。此外，福建、江西、云南、贵州等地亦产。

【性味】性温，味甘。

【选购秘诀】以个大、颗粒饱满、种仁色黄、味香甜而带油性者为佳。

【贮藏方法】置通风干燥处、防霉、防蛀。

【用法用量】使君子9～12克，捣碎入煎剂；使君子仁6～9克，多入丸散或单用，作1～2次分服。小儿每岁1～1.5粒，炒香嚼服，1日总量不超过20粒。

【药用价值】在体外试验中，使君子对猪蛔虫、蚯蚓、蚂蟥均有较强的驱除效能。使君子固定油与蓖麻油混合剂对动物与人的排虫率高，且无显著不良反应。因其毒性小、较安全，且味甘可口，小儿喜服，故多用于儿童驱蛔。此外，其水浸剂(1∶3)在试管中对某些皮肤真菌有抑制作用。

特别提示

服用时忌饮热茶、热药，否则会引起腹泻。此外，本品不宜大量服用。

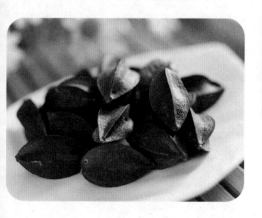

功效主治 《

杀虫消积。用于蛔虫病，蛲虫病，虫积腹痛，小儿疳积。

主要成分 《

种子含使君子酸钾，并含脂肪油，还含有果糖、戊聚糖、苹果酸、柠檬酸、琥珀酸等。果壳也含使君子酸钾。花含矢车菊素单糖苷。

性状特征 《

本品呈椭圆形或卵圆形，具5条纵棱，偶有4～9棱，长2.5～4厘米，直径约2厘米。表面黑褐色至紫黑色，平滑，微具光泽。顶端狭尖，基部钝圆，有明显圆形的果梗痕。质坚硬，横切面多呈五角星形，棱角处壳较厚，中间呈类圆形空腔。种子长椭圆形或纺锤形，长约2厘米，直径约1厘米；表面棕褐色或黑褐色，有多数纵皱纹；种皮薄，易剥离；子叶2，黄白色，有油性，断面有裂隙。气微香，味微甜。

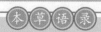

本草语录

主小儿五疳，小便白浊，疗泻痢。

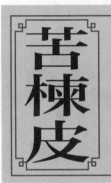

苦楝皮

【别名】楝皮、楝根木皮、双白皮。

【来源】楝科植物川楝 *Melia toosendan* 或楝 *M. azedarach* 的干燥树皮和根皮。

【产地】主产于四川、湖北、安徽、江苏、河南、贵州等地。此外，陕西、山东、云南、甘肃等地亦产。

【性味】性寒，味苦。有毒。

功效主治

杀虫，疗癣。用于蛔虫病，蛲虫病，虫积腹痛；外治疥癣瘙痒。

主要成分

根皮、干皮中的主要苦味成分为苦楝素。

性状特征

本品呈不规则板片状、槽状或半卷筒状，长宽不一，厚2~6毫米。外表面灰棕色或灰褐色，粗糙，有交织的纵皱纹和点状灰棕色皮孔，除去粗皮者淡黄色；内表面类白色或淡黄色。质韧，不易折断，断面纤维性，呈层片状，易剥离。气微，味苦。

【选购秘诀】以干燥、皮厚、条大、无糟朽、去栓皮者为佳。

【贮藏方法】置阴凉干燥处。

【用法用量】3~6克。外用适量，研末，用猪脂调敷患处。

【药用价值】川楝、苦楝的根皮或干皮中所含的川楝素有驱蛔作用。高浓度的苦楝药液在体外对鼠蛲虫有麻痹作用。苦楝子的酒精（乙醇）浸液，在体外对若干常见的致病性真菌有较明显的抑制作用；热水提取物也有抗真菌作用；但水浸剂特别是煎剂效力较醇浸剂弱。川楝素能兴奋兔在位及离体肠肌，使张力和收缩力增加，故用以驱虫时，不需另加泻药。

特 别提示

体弱及脾胃虚寒者忌服。

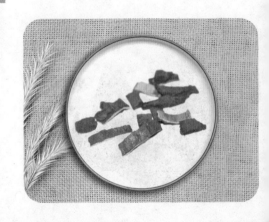

本 草 语 录

治游风热毒，风疹恶疮疥癞，小儿壮热，并煎汤浸洗。

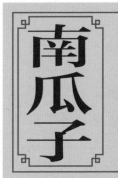

南瓜子

【别名】南瓜仁、白瓜子、金瓜米。
【来源】葫芦科植物南瓜 *Cucurbita moschata* 的干燥成熟种子。
【产地】全国大部分地区均产。
【性味】性平，味甘。

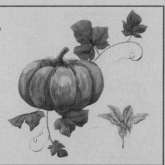

【选购秘诀】以干燥、粒饱满、外壳黄白色者为佳。

【贮藏方法】置通风干燥处，防蛀。

【用法用量】内服：煎汤，9 ～ 15 克；治绦虫可单味研粉，60 ～ 120 克，冷开水调服。

【药用价值】有效成分南瓜子氨酸对绦虫的中段及后段节片均有麻痹作用，常与槟榔配伍起协同作用。对血吸虫幼虫有抑制和杀灭作用；使成虫虫体萎缩、生殖器退化，但不能杀灭。单验方驱绦虫可用本品研粉，冷开水调服 60 ～ 120 克，两小时后，服槟榔 60 ～ 120 克的水煎剂，再半小时后，服玄明粉 15 克。

特 别提示

　　胃热病人宜少食，否则会感到脘腹胀闷。食用南瓜子应适量，一次不要吃得太多，曾有因食用南瓜子过量而导致头昏的案例。

功效主治

　　驱虫。用于绦虫病，血吸虫病。

主要成分

　　含南瓜子氨酸、脂肪油、蛋白质及维生素 A、维生素 B_1、维生素 B_2、维生素 C，又含胡萝卜素。脂肪油中的主要成分为亚麻仁油酸、油酸、硬脂酸等。

性状特征

　　呈扁椭圆形，长 1 ～ 2 厘米，宽 0.6 ～ 1.2 厘米。表面黄白色。一端略尖，边缘稍有棱。种皮较厚，胚乳菲薄，绿色，子叶 2，肥厚，富油性。质脆。气微，味微甘。

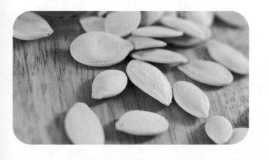

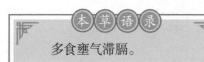

本草语录

　　多食壅气滞膈。

化痰止咳平喘篇

第十七章

在中医学里，"痰"是指由于病理原因而积留在呼吸道、消化道以及肌肉皮肤之间的黏稠性液体。由于"肺为贮痰之器"，故临床上化痰以治肺为主，但是，痰证并不限于咳嗽、痰多等肺经症状，实际上，其症候表现是多样的。

化痰：指祛除痰浊的一种治疗方法。痰浊表现为头晕头重、呕吐痰涎、胃肠中有水声、口黏口腻、噎膈。现代医学研究发现，痰浊和精神病、身体免疫、高血压、高脂血症、冠心病、癌症、哮喘等都有关系。化痰宜宣肺，健脾，温阳，顺气，清热燥湿，使痰变得稀薄以便容易咳嗽出。

止咳：指通过养阴润肺法治疗阴虚咳嗽，是中医的一种治疗方法。咳嗽，是呼吸道疾病最常见的一种症状，是人体一种自我保护机能，通过咳嗽可以排出呼吸道的分泌物和侵入气管内的异物。干咳是仅有咳嗽而无痰，见于多种疾病中。一般来说，止咳只是治标，临证不应单纯止咳，应注重标本兼治。外感宜宣肺，内伤以调理脏腑、气血为主，才能消除咳嗽的病因。

平喘：指通过平喘类药物治疗哮喘的一种治疗方法。哮喘，是支气管广泛性阻塞引起的呼气性呼吸困难的病证，常伴有哮鸣音。哮喘的特点为支气管平滑肌痉挛性收缩、痰液积滞、呼吸道黏膜充血水肿等。因此治疗时一般选用具有扩张气管、抗炎平喘、抗过敏平喘等功效的中药，则会有很好的效果。

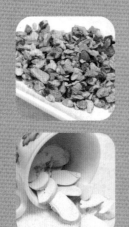
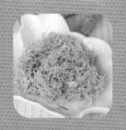

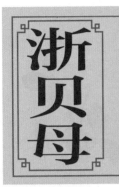

浙贝母

【别名】象贝、浙贝、大贝母。

【来源】百合科植物浙贝母 *Fritillaria thunbergii* 的干燥鳞茎。

【产地】主产于浙江、江苏、安徽。

【性味】性寒，味苦。

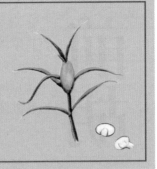

【选购秘诀】以鳞叶肥厚、表面及断面白色、粉性足者为佳。

【贮藏方法】置干燥处，防蛀。

【用法用量】内服，煎汤，3～10克；或入丸、散。

【药用价值】浙贝母碱及去氢贝母碱具有明显镇咳作用。浙贝母碱在低浓度下对支气管平滑肌有明显扩张作用。还有中枢抑制作用，有镇咳、镇静作用。临床上治疗风热感冒时常配伍桑叶、前胡。治痰热郁肺的咳嗽，配伍瓜蒌、知母。治疗肺痈（肺炎），常配伍鱼腥草。还能治疗瘰疬结核，常配伍玄参、牡蛎等，如消瘰丸。

特别提示

不能与草乌、川乌、附子同用。

功效主治

清热化痰止咳，解毒散结消痈。用于风热咳嗽，痰火咳嗽，肺痈，乳痈，瘰疬，疮毒。

主要成分

鳞茎含浙贝母碱、去氢浙贝母碱、贝母醇。还含有贝母丁碱、贝母芬碱、贝母辛碱和贝母替定碱。

性状特征

饮片呈类圆形的厚片或碎块，有的留有心芽。外皮黄褐色或灰褐色，略皱缩；或淡黄白色，较光滑或被有白色粉末。切面微鼓起或平坦，灰白色或粉白色，略角质状或富粉性。多质坚硬，易折断；或质硬，断面灰白色或白色，有的浅黄棕色。气微，味苦。

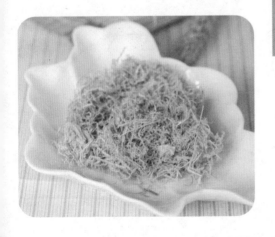

本草语录

解毒利痰，开宣肺气，凡肺家夹风火有痰者宜此。

前胡

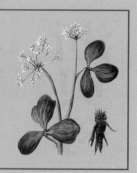

【别名】土当归、野当归。

【来源】伞形科植物白花前胡 *Peucedanum praeruptorum* 的干燥根。

【产地】主产于浙江、湖南、四川。

【性味】性微寒，味苦、辛。

功效主治

降气化痰，散风清热。用于痰热喘满，咯痰黄稠，风热咳嗽痰多。

主要成分

白花前胡根含白花前胡甲素、乙素、丙素、丁素。

性状特征

本品呈不规则的圆柱形、圆锥形或纺锤形，稍扭曲，下部常有分枝，长3～15厘米，直径1～2厘米。表面黑褐色或灰黄色，根头部多有茎痕和纤维状叶鞘残基，上端有密集的细环纹，下部有纵沟、纵皱纹及横向皮孔样突起。质较柔软，干者质硬，可折断，断面不整齐，淡黄白色，皮部散有多数棕黄色油点，形成层环纹棕色，射线放射状。气芳香，味微苦、辛。

【选购秘诀】以条整齐、身长、断面黄白色、香气浓者为佳。

【贮藏方法】置阴凉干燥处，防霉、防蛀。

【用法用量】内服，煎汤，4.5～9克；或入丸、散。

【药用价值】离体心脏实验证明，白花胡前丙素能增加心冠脉流量，但不影响心率和心收缩力。此外，还观察到有镇静作用。临床应用于治疗肺热咳嗽，表现为痰稠气逆、胸闷烦热、舌苔黄腻。治风热感冒，有头痛、发热、鼻塞、流涕、咳嗽者取其有疏散风热的作用。

特别提示

恶皂荚，畏藜芦。气虚血少之病者慎用。

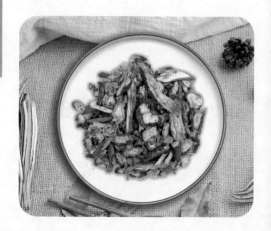

本草语录

治一切劳，下一切气。

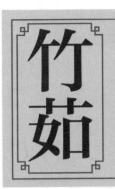

竹茹

【别名】淡竹茹。

【来源】禾本科植物青秆竹 *Bambusa tuldoides*、大头典竹 *Sinocalamus beecheyanus pubescens* 或淡竹 *Phyllostachys nigra henonis* 的茎秆的干燥中间层。

【产地】主产于广东、海南。

【性味】性微寒，味甘。

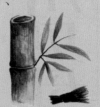

【选购秘诀】在选取竹茹的时候以体轻松、质柔韧、有弹性者为佳。

【贮藏方法】置干燥处，防霉、防蛀。

【用法用量】5～10克。

【药用价值】临床应用可配伍半夏，一寒一热，健脾燥湿、和胃止呕力彰，主治脾胃不和、胃气上逆所致恶心、呕吐、呃逆等症。配枳实，和胃降逆、清热止呕、消积化痰、宽中利膈之力增强，主治胃热痰盛、胃气上逆、恶心呕吐、胸脘满闷等症。配生姜，一温一寒，具和胃止呕、调中降逆之功，主治寒热互结、胃气上逆之呃呕不止。

功效主治

清热化痰，除烦，止呕。用于痰热咳嗽，胆火挟痰，惊悸不宁，心烦失眠，中风痰迷，舌强不语，胃热呕吐，妊娠恶阻，胎动不安。

主要成分

含木质素、纤维素。

性状特征

本品为卷曲成团的不规则丝条或呈长条形薄片状。宽窄厚薄不等，浅绿色、黄绿色或黄白色。纤维性，体轻松，质柔韧，有弹性。气微，味淡。

特别提示

胃寒呕吐及感寒、挟食、作呕者忌用。

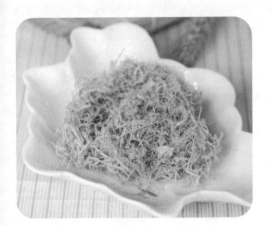

本草语录

治伤寒劳复，小儿热癎，妇人胎动。

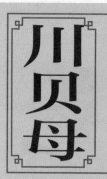

川贝母

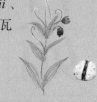

【别名】虻、黄虻、苘、贝母、空草、药实、苦花、勤母。

【来源】百合科植物川贝母 *Fritilaria cirrhosa*、暗紫贝母 *F.unibracteata*、甘肃贝母 *F. przewalskii*、梭砂贝母 *F. delavayi*、太白贝母 *F. taipaiensis* 或瓦布贝母 *F. unibracteata wabuensis* 的干燥鳞茎。

【产地】主产于四川、西藏、云南。

【性味】性微寒，味苦、甘。

性状特征

松贝：呈类圆锥形或近球形。表面类白色。外层鳞叶2瓣，大小悬殊，大瓣紧抱小瓣，未抱部分呈新月形，习称"怀中抱月"；顶部闭合，内有心芽和小鳞叶1～2枚；先端钝圆或稍尖，底部平，微凹入，偶有残存须根。质硬而脆，断面白色，富粉性。气微，味微苦。

青贝：呈类扁球形。外层鳞叶2瓣，大小相近，相对抱合，顶部开裂，内有心芽和小鳞叶2～3枚及细圆柱形的残茎。

炉贝：呈长圆锥形。表面类白色或浅棕黄色，有的具棕色斑点，习称"虎皮斑"，外层鳞叶2瓣，大小相近，顶部开裂而略尖，习称"马牙嘴"，基部稍尖或较钝。

栽培品：呈类扁球形或短圆柱形。表面类白色或浅棕黄色，稍粗糙，有的具浅黄色斑点。外层鳞叶2瓣，大小相近，顶部多开裂而较平。

本草语录

治伤寒烦热，淋沥邪气，疝瘕，喉痹，乳难，金疮，风痉。

【选购秘诀】以质坚实、粉性足、色白者为佳。

【贮藏方法】置通风干燥处。

【用法用量】常用量3～10克；研粉冲服，一次1～2克。

【药用价值】贝母总生物碱及非生物碱部分，均具有镇咳作用；西贝母碱还有解痉作用；贝母总碱有抗溃疡作用。用于肺虚劳嗽，阴虚久咳有痰者，常配伍沙参、脉动等。治疗肺热肺燥咳嗽，常配知母，如二母丸。还能消瘰疬，配伍浙贝母等，如消瘰丸。还能治疮痈、肺痈。

特别提示

脾胃虚寒及有湿痰者不宜。

功效主治

清热润肺，化痰止咳，散结消痈。用于肺热燥咳，干咳少痰，阴虚劳嗽，痰中带血，瘰疬，乳痈，肺痈。

主要成分

含多种生物碱，如川贝母碱，西贝母碱，青贝碱，炉贝碱，松贝碱等。

胖大海

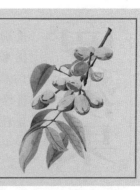

【别名】安南子、大发、通大海。
【来源】梧桐科植物胖大海 *Sterculia lychnophora* 的干燥成熟种子。
【产地】主产于越南、泰国、印度尼西亚、马来西亚等地。
【性味】性寒，味甘。

【选购秘诀】以个大、棕色、表面皱纹细、不碎裂者为佳。
【贮藏方法】置干燥处，防霉、防蛀。
【用法用量】2～3枚，沸水泡服或煎服。
【药用价值】胖大海素对血管平滑肌有收缩作用，能改善黏膜炎症，减轻痉挛性疼痛。水浸液有促进肠蠕动及缓泻作用，以种仁最强。用于肺热声哑，咽喉疼痛，咳嗽，常单味泡服，或配桔梗、甘草。用于燥热便秘，头痛目赤，常单味泡服。

特别提示

便溏者忌用。

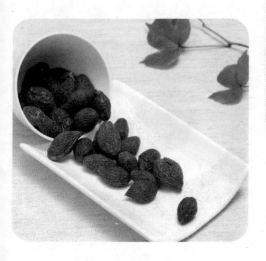

功效主治

清热润肺，利咽开音，润肠通便。用于肺热声哑，干咳无痰，咽喉干痛，热结便闭，头痛目赤。

主要成分

种子外层含西黄芪胶黏素，果皮含半乳糖、戊糖。

性状特征

本品呈纺锤形或椭圆形。先端钝圆，基部略尖而歪，具浅色的圆形种脐。表面棕色或暗棕色，微有光泽，具不规则的干缩皱纹。外层种皮极薄，质脆，易脱落。中层种皮较厚，黑褐色，质松易碎，遇水膨胀成海绵状。断面可见散在的树脂状小点。内层种皮可与中层种皮剥离，稍革质，内有2片肥厚胚乳，广卵形；子叶2枚。气微，味淡，嚼之有黏性。

本草语录

治火闭痘，服之立起，并治一起热症劳伤，吐衄下血，消毒去暑，时行赤眼，风火牙疼。

罗汉果

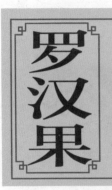

【别名】拉汗果、假苦瓜、光果木鳖。
【来源】葫芦科植物罗汉果 *Siraitia grosvenorii* 的干燥果实。
【产地】主产于广西桂林。
【性味】性凉，味甘。

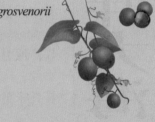

▌功效主治 ▌

　　清热润肺，利咽开音，滑肠通便。用于肺热燥咳，咽痛失音，肠燥便秘。

▌主要成分 ▌

　　含罗汉果苷，较甘蔗甜300倍。另含果糖、氨基酸、黄酮等。

▌性状特征 ▌

　　本品呈卵形、椭圆形或球形，长4.5～8.5厘米，直径3.5～6厘米。表面褐色、黄褐色或绿褐色，有深色斑块和黄色柔毛，有的具6～11条纵纹。顶端有花柱残痕，基部有果梗痕。体轻，质脆，果皮薄，易破。果瓤（中、内果皮）海绵状，浅棕色。种子扁圆形，多数，长约1.5厘米，宽约1.2厘米；浅红色至棕红色，两面中间微凹陷，四周有放射状沟纹，边缘有槽。气微，味甜。

本草语录

　　理痰火咳嗽，和猪精肉煎汤服之。

【选购秘诀】以形圆、个大、坚实、摇之不响、色黄褐者为佳。
【贮藏方法】置干燥处，防霉、防蛀。
【用法用量】内服，煎汤，9～15克。
【药用价值】罗汉果具有抗氧化、降血糖、止咳、抗菌等方面的作用。罗汉果甜苷能明显改善阿霉素所致心肌损伤大鼠的氧化应激和心肌细胞凋亡情况。临床上常用于治疗咳嗽，可单味泡服。还能应用于肠燥便秘，也可单味泡服。现代多应用于保健品行业。

特别提示

　　便溏者忌用。

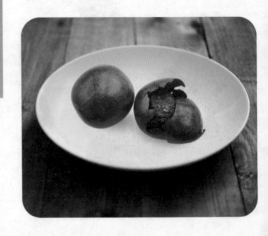

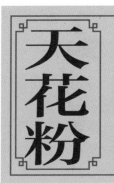

天花粉

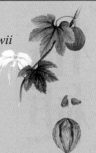

【别名】栝楼根、天瓜粉、花粉。

【来源】葫芦科植物栝蒌 *Trichosanthes kirilowii* 或双边栝楼 *T. rosthornii* 的干燥根。

【产地】栝楼主产于河南、山东、江苏、安徽等。双边栝楼主产于四川。

【性味】性微寒，味甘、微苦。

【贮藏方法】置阴凉干燥处、防蛀。

【用法用量】内服，煎汤，9～12克；或入丸、散。外用，研末调敷。

【药用价值】临床应用于治疗肺热咳嗽、温热病之口渴烦躁，取其有凉润作用，在热病亢盛期用天花粉辅助石膏知母汤，后期辅助竹叶石膏汤，都能发挥其降火、生津、润燥的作用。

特别提示

脾胃虚寒、大便滑泄者忌服。天花粉用于静脉注射或肌注给药时，宜先做皮试。

功效主治 《

清热泻火，生津止渴，消肿排脓。用于热病烦渴，肺热燥咳，内热消渴，疮疡肿毒。

主要成分 《

含蛋白质（天花粉蛋白）、多种氨基酸（天冬氨酸等），以及 β - 谷甾醇、糖类、淀粉等。

性状特征 《

呈类圆形、半圆形或不规则形的厚片。外表皮黄白色或淡棕黄色。切面可见黄色木质部小孔，略呈放射状排列。气微，味微苦。

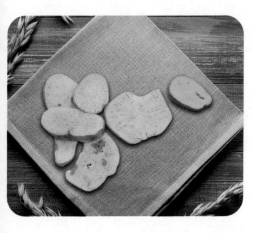

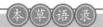

本草语录

治消渴，身热，烦满，大热，补虚，安中，续绝伤。

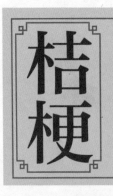

桔梗

【别名】苦梗、苦桔梗。

【来源】桔梗科植物桔梗 *Platycodon grandiflorum* 的干燥根。

【产地】全国大部分地区均产，以东北、华北产量大，华东质量为好。

【性味】性平，味苦、辛。

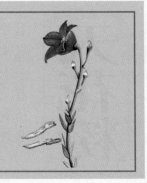

▌功效主治 ◀◀

宣肺，利咽，祛痰，排脓。用于咳嗽痰多，胸闷不畅，咽痛音哑，肺痈吐脓。

▌主要成分 ◀◀

根含皂苷，已知其成分有远志酸，桔梗皂苷及葡萄糖。又含菠菜甾醇、白桦脂醇，并含菊糖、桔梗聚糖。

▌性状特征 ◀◀

干燥根呈长纺锤形或长圆柱形。下部渐细，有时分歧稍弯曲，顶端具根茎，上面有许多半月形茎痕。呈椭圆形或不规则厚片。外皮多已除去或偶有残留。切面皮部黄白色，较窄；形成层环纹明显，棕色；木部宽，有较多裂隙。气微，味微甜后苦。

【选购秘诀】以条粗均匀、坚实、洁白、味苦者佳。

【贮藏方法】置通风干燥处、防蛀。

【用法用量】内服，煎汤，3～6克；或入丸、散。

【药用价值】桔梗内含的有效成分，具有降血糖、降血压、降血脂、抗动脉粥样硬化、抗疲劳等作用；常应用于食品，如桔梗泡菜、果脯、面条、罐头、饮料等；在化妆品中，桔梗提取物具有抗氧化作用，可用于抗衰老化妆品的研制。

特别提示

阴虚久嗽、气逆及咯血者忌服，胃溃疡者慎用。

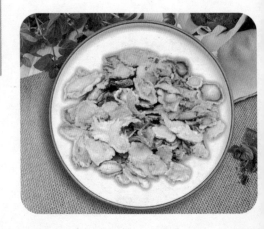

本草语录

治胸胁痛如刀刺，腹满，肠鸣幽幽，惊恐悸气。

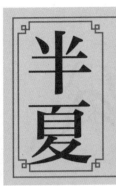

【别名】法夏、清半夏、姜夏、制半夏。

【来源】天南星科植物半夏 *Pinellia ternata* 的干燥块茎。

【产地】主产于四川、湖北、安徽、江苏、河南、浙江等地。

【性味】性温，味辛。有毒。

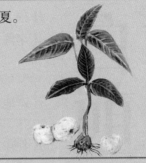

【选购秘诀】以个大、皮净、色白、质坚实、粉性足者为佳。以个小、去皮不净、色黄白、粉性小者为次。

【贮藏方法】置通风干燥处、防蛀。

【用法用量】内服，煎汤，4.5～9克；或入丸、散。外用，研末调和。

【药用价值】生物碱具有镇咳作用，其作用部位在神经中枢，此外还有镇吐作用，其半夏蛋白、多糖、生物碱具有散结抗肿瘤作用，临床上常应用于癌症的治疗。但生半夏有毒，会引起刺激，一般用炮制品，姜半夏偏于止呕，清半夏偏于燥湿化痰，法半夏偏于祛寒痰。

特 别提示

一切血证及阴虚燥咳、津伤口渴者忌服。生半夏不宜用或尽量少用。不能与川乌、草乌、附子同用。

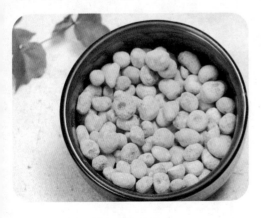

功效主治

燥湿化痰，降逆止呕，消痞散结。用于湿痰寒痰，咳喘痰多，痰饮眩悸，风痰眩晕，痰厥头痛，呕吐反胃，胸脘痞闷，梅核气；外治痈肿痰核。

主要成分

含 β-谷甾醇、葡萄糖苷、黑尿酸、谷氨酸等，另含蛋白、胆碱、油酸及挥发油、原儿茶醛（为辛辣刺激性成分）。

性状特征

干燥块茎呈圆球形、半圆球形或偏斜状，表面白色或浅黄色，未去净的外皮呈黄色斑点。上端多圆平，中心有凹陷的黄棕色的茎痕，下面钝圆而光滑。质坚实，致密。纵切面呈肾脏形，洁白，粉性充足；质老或干燥过程不适宜者呈灰白色或显黄色纹。粉末嗅之呛鼻，味辛辣，嚼之发黏，麻舌而刺喉。

本草语录

治伤寒，寒热，心下坚，下气，喉咽肿痛，头眩，胸胀，咳逆，肠鸣，止汗。

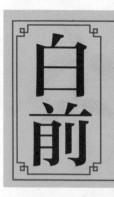

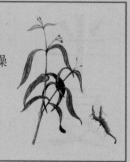

白前

【别名】石蓝、嗽药。

【来源】萝藦科植物柳叶白前 Cynanchum stauntonii 或芫花叶白前 C. glaucescens 的干燥根茎和根。

【产地】主产于浙江、安徽，此外，江苏、湖北、江西等地亦产。

【性味】性微温，味辛、苦。

功效主治

降气，消痰，止咳。用于肺气壅实，咳嗽痰多，胸满喘急。

主要成分

含三萜皂苷、白前皂苷元 A、B 族维生素、白前皂苷 A 及白前皂苷元 C- 单 -D- 黄花夹竹桃糖苷等。

性状特征

柳叶白前：又名鹅管白前。为干燥的根茎及根，弯曲扭转而成团状。根茎呈管状，细长有节，略弯曲，表面黄棕色，有细纵皱纹，节部膨大，常有分歧，密生须根，顶端常残留灰绿色或紫棕色的地上茎；质坚脆，易折断。味辛。

芫花叶白前：干燥的根及根茎，形状与柳叶白前相似，但根茎及地上茎节部的芽对生较显著。根较长，质较硬，根稍弯曲，分枝少。

【选购秘诀】以根茎粗、须根长、无泥土及杂质者为佳。

【贮藏方法】置通风干燥处。

【用法用量】内服，煎汤，3 ~ 10 克。

【药用价值】祛痰、降气、止咳、主治肺气壅实、痰多而咳嗽不爽、气逆喘促，无论偏寒、偏热随证配伍均可使用。若内伤肺热咳喘，配桑白皮、葶苈子等，如白前丸。若咳喘浮肿，喉中痰鸣，不能平卧，配紫菀、半夏等，如白前汤。

特别提示

凡咳逆上气、咳嗽气逆，由于气虚、气不归元引起者禁用。

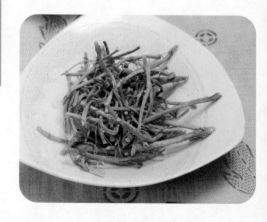

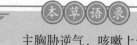

本草语录

主胸胁逆气，咳嗽上气。

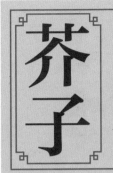

芥子

【别名】辣菜子、白芥子。

【来源】十字花科植物白芥 *Sinapis alba* 或芥 *Brassica juncea* 的干燥成熟种子。

【产地】主产于安徽、河南、山东、四川、河北、陕西、山西等地。以安徽、河南产量为大。

【性味】性温，味辛。

【选购秘诀】以个大、饱满、色白、纯净者为佳。

【贮藏方法】置于干燥处保存。

【用法用量】内服，煎汤，3～9克；或入丸、散。外用，研末调敷。

【药用价值】属于恶心性祛痰药，白芥子油对胃黏膜有轻度的刺激作用，产生轻度的恶心感，反射地增加支气管的分泌而祛痰。湿敷后能引起局部发红、充血、灼热，从而减轻局部组织疼痛，并有助于消炎。临床上常用于三伏贴的制作。

特别提示

肺虚咳嗽、阴虚火旺者忌服。

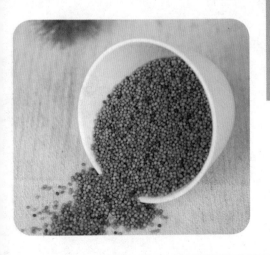

功效主治

温肺豁痰利气，散结通络止痛。用于寒痰咳嗽，胸胁胀痛，痰滞经络，关节麻木、疼痛，痰湿流注，阴疽肿毒。

主要成分

芥子含芥子苷、芥子碱、芥子酶、脂肪油、蛋白质及黏液质。

性状特征

白芥子：呈球形，直径1.5～2.5毫米。表面灰白色至淡黄色，具细微的网纹，有明显的点状种脐。种皮薄而脆，破开后内有白色折叠的子叶，有油性。气微，味辛辣。

黄芥子：较小，直径1～2毫米。表面黄色至棕黄色，少数呈暗红棕色。研碎后加水浸湿，则产生辛烈的特异臭气。

本草语录

发汗，主胸膈痰冷，上气，面目黄赤。又醋研，敷射工毒。

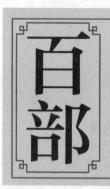

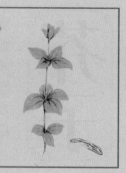

百部

【别名】野天门冬、一窝虎、九十九条根。

【来源】百部科植物直立百部 *Stemona sessilifolia*、蔓生百部 *S. japonica* 或对叶百部 *S. tuberosa* 的干燥块根。

【产地】主产于台湾、福建、广东、广西、湖南、湖北、四川、贵州、云南。

【性味】性微温，味甘、苦。

功效主治

润肺下气止咳，杀虫灭虱。用于新久咳嗽，肺痨咳嗽，顿咳；外用于头虱，体虱，蛲虫病，阴痒。蜜百部润肺止咳。用于阴虚劳嗽。

主要成分

主含各类生物碱。此外，还含有大黄素甲醚、香豆酸甲酯、枸杞酰胺碱、β-谷甾醇等。

性状特征

饮片呈不规则厚片或不规则条形斜片；表面灰白色、棕黄色，有深纵皱纹；切面灰白色、淡黄棕色或黄白色，角质样；皮部较厚，中柱扁缩。质韧软。气微，味甘、苦。

【选购秘诀】以根粗壮、质坚实、色黄白的为佳。

【贮藏方法】置阴凉干燥处。

【用法用量】内服，煎汤，3～9克；浸酒或入丸、散。外用，煎水洗。

【药用价值】百部配伍白鲜皮、蛇床子煎汤可以杀虫灭虱，常用于阴部瘙痒等症的治疗。百部对多种细菌及皮肤真菌均有抑制作用；百部可治一切咳嗽：治风寒咳嗽，可配荆芥、桔梗等；治久咳可配黄芪、沙参等；治肺痨咳嗽，阴虚者配沙参、麦冬、川贝等；百日咳可单用，也可配贝母、紫菀、白前等。

特别提示

热嗽患者禁用。

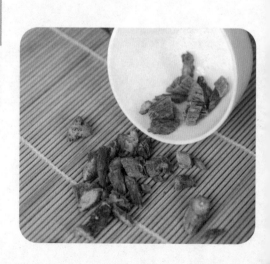

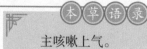

本草语录

主咳嗽上气。

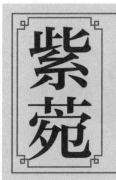

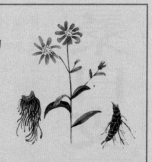

紫菀

【别名】青菀、紫菀茸。
【来源】菊科植物紫菀 *Aster tataricus* 的干燥根及根茎。
【产地】主产于河北、安徽等地。
【性味】性温，味苦、辛。

【选购秘诀】以根长、色紫、质柔韧、去净茎苗者为佳。

【贮藏方法】置阴凉干燥处、防潮。

【用法用量】内服，煎汤，1.5～9克；或入丸、散。

【药用价值】紫菀可通过配伍相应中药治疗哮喘、咳嗽、肺痨、肺痿、肺痈等疾病。配伍款冬花治疗风寒犯肺、表证汗出之咳嗽；宣通肺气、润肠通便，应配伍薏苡仁、桔梗、杏仁、枳壳、苏子、葶苈子。另具有通便利尿、镇咳祛痰、抗肿瘤、抗菌、抗氧化及平喘等药理作用。

特别提示

实热者、对蛋白质过敏者、孕妇慎用。

功效主治

润肺下气，消痰止咳。用于痰多喘咳，新久咳嗽，劳嗽咳血。

主要成分

根含无羁萜醇、无羁萜、紫菀酮、紫菀皂苷、槲皮素，挥发油中含毛叶醇、乙酸毛叶酯、茴香醚、脂肪酸、芳香族酸等。

性状特征

根茎呈不规则块状，大小不一，顶端有茎、叶的残基；质稍硬。根茎簇生多数细根，长3～15厘米，直径0.1～0.3厘米，多编成辫状；表面紫红色或灰红色，有纵皱纹；质较柔韧。气微香，味甜、微苦。

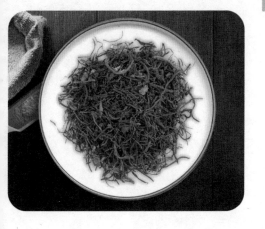

本草语录

治咳逆上气，胸中寒热结气，去蛊毒，痿蹶，安五脏。

桑白皮

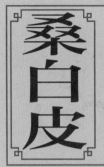

【别名】桑根白皮、桑根皮、桑皮、白桑皮。

【来源】桑科植物桑 *Morus alba* 的干燥根皮。

【产地】主产于安徽、河南、浙江、江苏、湖南等地，其他各地亦产。

【性味】性寒，味甘。

▌功效主治 ◀◀

泻肺平喘、利尿消肿。用于肺热喘咳、痰多及面目肌肤浮肿等症。

▌主要成分 ◀◀

含伞形花内酯、东莨菪素。并含鞣质、黏液素。

▌性状特征 ◀◀

呈扭曲的卷筒状、槽状或板片状，长短宽窄不一，厚1～4毫米。外表面白色或淡黄白色，较平坦，有的残留橙黄色或棕黄色鳞片状粗皮；内表面黄白色或灰黄色，有细纵纹。体轻，质韧，纤维性强，难折断，易纵向撕裂，撕裂时有粉尘飞扬。气微，味微甘。

【选购秘诀】以色白、皮厚、粉性足者为佳。

【贮藏方法】置通风干燥处、防潮、防蛀。

【用法用量】内服，煎汤，1.5～9克；或入散剂。外用，捣汁涂或煎水洗。

【药用价值】本品有利尿、消炎的作用。桑白皮利尿而有助于清热消肿，常配茯苓皮、大腹皮等。桑白皮提取物对小鼠有镇静作用。临床应用于治肺热咳喘，尤其适于肺气肿合并感染，以及急性支气管炎之咳喘。有身热、手足心热时，则配地骨皮等，方如泻白散。此方加减较多用于小儿急性支气管炎。

特别提示

肺虚无火、小便多及风寒咳嗽忌服。

本草语录

治伤中，五劳，六极，羸瘦，崩中，脉绝，补虚益气。

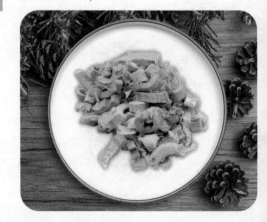

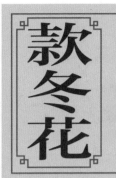

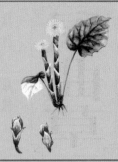

款冬花

【别名】冬花、款花。

【来源】菊科植物款冬 *Tussilago farfara* 的干燥花蕾。

【产地】主产于陕西、山西、河南、甘肃、青海、四川、内蒙古等地。

【性味】性温，味辛、微苦。

【选购秘诀】以朵大、色紫红、无花梗者为佳。

【贮藏方法】置干燥处、防潮、防蛀。

【用法用量】内服，煎汤，1.5 ~ 9克；熬膏或入丸、散。

【药用价值】可用于多种咳嗽，治疗寒嗽，常配麻黄等。治疗肺热咳嗽，则配桑白皮、瓜蒌。治疗肺虚咳嗽，配人参、黄芪等。治咳嗽日久痰中带血，配百合等。治疗阴虚燥咳则配伍沙参、麦冬等。治疗肺痈带血则配桔梗、薏苡仁等。

特别提示

肺火燔灼、肺气雍实者不可用。

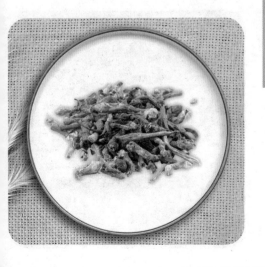

功效主治

润肺下气，止咳化痰。用于新久咳嗽，喘咳痰多，劳嗽咳血。

主要成分

花含款冬二醇等甾醇类、芸香苷、金丝桃苷、三萜皂苷、鞣质、蜡、挥发油和蒲公英黄质。

性状特征

呈长圆棒状。单生或2 ~ 3个基部连生，长1 ~ 2.5厘米，直径0.5 ~ 1厘米。上端较粗，下端渐细或带有短梗，外面被有多数鱼鳞状苞片。苞片外表面紫红色或淡红色，内表面密被白色絮状茸毛。体轻，撕开后可见白色茸毛。气香，味微苦而辛。

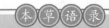

本草语录

治咳逆上气，善喘，喉痹，诸惊痫，寒热，邪气。

鼠曲草

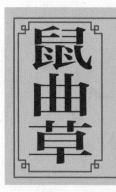

【别名】鼠耳、无心草。

【来源】菊科植物鼠曲草 *Gnaphalium affine* 的干燥全草。

【产地】主产于江苏、上海、浙江等地。

【性味】性平，味甘。

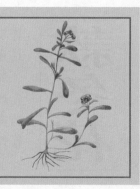

▌功效主治

祛痰，止咳，平喘，祛风湿。用于咳嗽，痰喘，风湿痹痛。

▌主要成分

全草含黄酮苷，挥发油，微量生物碱和甾醇，非皂化物，B族维生素、胡萝卜素、叶绿素、树脂、脂肪等。

▌性状特征

根纤细，灰棕色。茎密被灰白色绒毛；切面中空。叶互生，无柄；叶片倒卵状匙形或匙状倒披针形，全缘，两面均密被灰白色绒毛。头状花序多数；总苞片3层，金黄色。瘦果椭圆形，冠毛黄白色。质柔软。气微，味微甘。

【选购秘诀】以色灰白、叶表有凹凸状织纹、叶及花多、香味刺鼻浓郁者为佳。

【贮藏方法】置于干燥处保存。

【用法用量】内服，煎汤，9～15克。外用，浸水洗或捣敷。

【药用价值】本品具有抑菌作用。100%煎剂对金黄色葡萄球菌、宋氏痢疾杆菌有抑制作用。对小鼠反复吸入浓氨水形成慢性咳嗽，灌服鼠曲草煎剂，有一定的止咳作用。又称之为"棉菜"，做清明饼的原料之一。

特别提示

少用，过食损目。孕妇忌用。

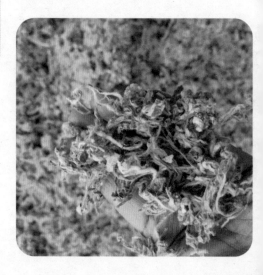

本草语录

大温肺气，止寒嗽，散痰气，解风寒寒热，亦止泄泻。

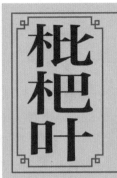

枇杷叶

【别名】巴叶。

【来源】蔷薇科植物枇杷 *Eriobotrya japonica* 的干燥叶。

【产地】主产于广东、江苏、浙江、福建、湖北等地。

【性味】性微寒，味苦。

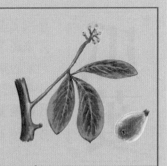

【选购秘诀】以叶大、色灰绿、不破碎者为佳。

【贮藏方法】置干燥处。

【用法用量】内服：煎服5～10克。止咳宜炙用，止呕宜生用。

【药用价值】化痰止咳、和胃止呕。其作用为镇咳、祛痰、健胃。为清解肺热和胃热的常用药；治燥热咳嗽，配桑白皮、知母、沙参等；若肺虚久咳，则配阿胶、百合等养阴润肺药。还可清胃热、降胃气而止呕，常配陈皮、竹茹等。此外，还能用于热病口渴及消渴。

特别提示

胃寒呕吐及肺感风寒咳嗽者慎用。

功效主治 《

清肺止咳，降逆止呕。用于肺热咳嗽，气逆喘急，胃热呕逆，烦热口渴。

主要成分 《

含挥发油（主要为橙花椒醇和金合欢醇）以及皂苷、熊果酸、齐墩果酸、苦杏仁苷、鞣质、维生素、山梨醇等。

性状特征 《

完整叶片呈长圆形或倒卵形。先端尖，基部楔形，边缘具疏锯齿。饮片为不规则丝条状，宽约5毫米。上表面灰绿色、黄棕色或红棕色，较光滑；下表面被黄色绒毛，主脉显著突起，侧脉羽状。革质而脆。气微，味微苦。

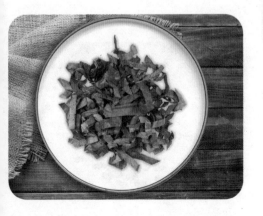

本草语录

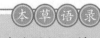

主卒啘不止，下气。

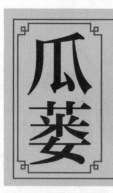

瓜蒌

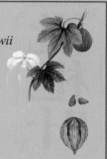

【别名】天撤、山金匏。

【来源】葫芦科植物栝楼 *Trichosanthes kirilowii* 或双边栝楼 *Trichosanthes rosthornii Harms* 的干燥成熟果实。

【产地】全国大部分地区均种植。

【性味】性寒，味甘、微苦。

功效主治

清热涤痰，宽胸散结，润燥滑肠。用于肺热咳嗽，痰浊黄稠，胸痹心痛，结胸痞满，乳痈，肺痈，肠痈，大便秘结。

主要成分

果实含三萜皂甙、氨基酸、糖类、有机酸，种子含油酸、亚油酸及甾醇类化合物。

性状特征

呈类球形或宽椭圆形，长7～15厘米，直径6～10厘米。表面橙红色或橙黄色，皱缩或较光滑，顶端有圆形的花柱残基，基部略尖，具残存的果梗。轻重不一。质脆，易破开，内表面黄白色，有红黄色丝络，果瓤橙黄色，黏稠，与多数种子粘结成团。具焦糖气，味微酸、甜。

【选购秘诀】皱皮瓜蒌质量好，均以个大不破裂、橘黄色或棕黄色、糖分多者为佳。

【贮藏方法】置阴凉干燥处，防霉、防蛀。

【用法用量】煎服，全瓜蒌10～12克，瓜蒌皮6～12克，栝楼仁10～15克。

【药用价值】所含的皂苷及皮中总氨基酸有祛痰作用。可单用本品治疗小儿膈热、咳嗽痰喘，也可配浙贝母、知母等。痰热内结，咳痰黄稠，胸闷而大便不畅，可配黄芩、胆南星等。冠心病可单用，也可复方。还能用于肺痈、肠痈、乳痈的治疗。配伍火麻仁、郁李仁可治疗肠燥便秘。

特别提示

不宜与乌头类药材同用。内服过量瓜蒌仁可引起胃部不适、恶性呕吐和腹痛泄泻。瓜蒌霜的这些反应较轻。瓜蒌片可使个别病人月经过多。寒痰者禁用。

本草语录

治胸痹，悦泽人面。

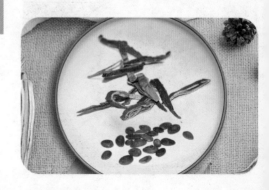

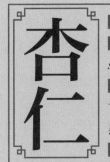

杏仁

【别名】杏核仁、杏子、木落子、苦杏仁、杏梅仁。

【来源】蔷薇科植物山杏 *Prunus armeniaca ansu*、西伯利亚杏 *P. sibirica*、东北杏 *P. mandshurica* 或杏 *P. armeniaca* 的干燥成熟种子。

【产地】主产于河北、山东、山西、河南、陕西、甘肃、青海、新疆、辽宁、吉林、黑龙江、内蒙古、江苏、安徽等地。

【性味】性温，味微苦，有小毒。

【选购秘诀】以颗粒均匀、饱满肥厚、味苦、不发油者为佳。

【贮藏方法】置于通风干燥处、防虫、防霉。走油。

【用法用量】3～10克，生品入煎剂宜后下。内服不宜过量，以免中毒。

【药用价值】苦杏仁苷分解后产生少量氢氰酸，能抑制咳嗽中枢而起到镇咳平喘作用。本品为治咳喘要药，风寒咳喘，配麻黄、甘草，如三拗汤。风热咳嗽，配桑叶、菊花等，如桑菊饮。燥热咳嗽，可配桑叶、贝母、沙参，以清肺润燥止咳，如桑杏汤。肺热咳喘，配石膏、麻黄等，如麻杏石甘汤。治肠燥便秘，可配伍柏子仁等，如五仁丸。

特别提示

阴虚咳嗽及大便溏泄者忌服。

功效主治

降气止咳平喘，润肠通便。用于咳嗽气喘，胸满痰多，肠燥便秘。

主要成分

有效成分为苦杏仁苷，另含苦杏仁酶、脂肪油，并含 β‑紫罗兰酮等挥发性成分。

性状特征

呈扁心形，长 1～1.9 厘米，宽 0.8～1.5 厘米，厚 0.5～0.8 厘米。表面黄棕色至深棕色，一端尖，另端钝圆，肥厚，左右不对称，尖端一侧有短线形种脐，圆端合点处向上具多数深棕色的脉纹。种皮薄，子叶 2，乳白色，富油性。气微，味苦。

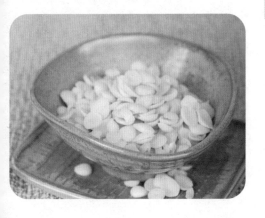

本草语录

治咳逆上气，肠中雷鸣，喉痹，下气，产乳，金创，寒心，贲豚。